JN268941

基礎情報工学シリーズ **19**

飯島泰蔵 編集

視聴覚情報処理

■福島邦彦／大串健吾／斎藤秀昭　共著

森北出版株式会社

- ●本書のサポート情報を当社Webサイトに掲載する場合があります．下記のURLにアクセスし，サポートの案内をご覧ください．

    https://www.morikita.co.jp/support/

- ●本書の内容に関するご質問は，森北出版 出版部「(書名を明記)」係宛に書面にて，もしくは下記のe-mailアドレスまでお願いします．なお，電話でのご質問には応じかねますので，あらかじめご了承ください．

    editor@morikita.co.jp

- ●本書により得られた情報の使用から生じるいかなる損害についても，当社および本書の著者は責任を負わないものとします．

- ■本書に記載している製品名，商標および登録商標は，各権利者に帰属します．

- ■本書を無断で複写複製（電子化を含む）することは，著作権法上での例外を除き，禁じられています．複写される場合は，そのつど事前に(一社)出版者著作権管理機構（電話03-5244-5088，FAX03-5244-5089，e-mail：info@jcopy.or.jp）の許諾を得てください．また本書を代行業者等の第三者に依頼してスキャンやデジタル化することは，たとえ個人や家庭内での利用であっても一切認められておりません．

「基礎情報工学シリーズ」への序文

　電子計算機は今世紀の生んだ最大の発明と言われているが，近代文明はこれによって一大変革の影響を受けたばかりでなく，怒濤のような勢いで情報化社会の建設が進展を見せるようになったことは，ご承知の通りである．情報工学は新しい学問分野であるが，今や情報技術者の養成は急務を告げており，また若い多くの優れた人材がこの分野に参集しつつある現状である．

　近年各大学や高専では，時代の要請に応えて情報技術者の養成を行なうための専門教育が始められるようになったが，他の伝統ある安定した技術分野と異なり，日進月歩の技術革新が相次ぐ中で，どの様な教育を進めるべきかについての暗中模索が続けられてきた，というのが実情であろう．この分野の中核をなすものは，言うまでもなく電子計算機であるが，近代社会の隅々に至るまで絶大なる影響力を発揮し始めるようになった情報技術の現状は，膨大かつ複雑多岐にわたっており，その全貌を把握することはすでに容易ならざるところとなりつつある．

　この様な実情を踏まえて今後の情報技術者の養成を考えるとすれば，実社会への就職後に行なわれる生涯学習を前提としての基礎教育に，その重点を置くべきである，との結論になる．また進展の著しい技術革新に対応できるような応用力の豊かな人材を育てて行くためにも，基礎学力の充実はなお一層重要なこととなるであろう．

　今回発刊される運びとなった「基礎情報工学シリーズ」は，この方面に進もうとする人々に対して真の基礎学力が備わるように，大学学部及び工業高専あるいは短大の学生向けに，本質的な理解が得られるよう企画されたものである．著者には大学や実業界で深い教育経験をお持ちの先生方が当たられ，上記の趣旨に沿って御執筆戴いた．必ずや情報技術者を志す方々の良き伴侶になるものと，確信している．

飯島泰蔵

まえがき

　生物の脳は，一つの情報処理システムとしてながめると，現在のコンピュータではまだ実現できないような能力を数多くもっている．たとえば，文字を読んだり言葉を理解したり，人の顔を見分けたりするようなことは，われわれ人間は日常苦もなく行っているが，それに匹敵するような能力をもった人工のシステムはまだ実現されていない．したがって，生物の脳が情報を処理するしくみを知ることができれば，次世代の情報処理システムの開発につながる新しい設計原理を手に入れることができる．

　脳の中には百数十億個もの多数の神経細胞があり，これらが複雑につながりあって大きな超並列の神経回路を形成している．この神経回路によって脳は感覚情報を処理し，過去の記憶や経験と照合しつつ思考し判断を行って行動しているのである．

　しかし現在のところ，このような脳の情報処理のしくみが完全に解明されているわけではなく，また脳のしくみの解明に万能な研究手法も存在しない．そこで，多くの研究者が，種々の異なった手法を駆使して，学際的な研究を進めている．その中でも重要な研究手法が，神経生理学，心理学，および神経回路モデルである．特に近年は，21世紀を脳の世紀にしようと，脳の解明に向けた学際的な研究が盛んになってきている．その結果，新しい知見が続々と集積されつつある．脳の完全な解明には，まだこの先何世紀もかかるであろうが，新しい情報処理システムの設計に役立つ新しい知見もすでに数多く得られており，そのような知見にもとづいた情報処理システムの開発も進んでいる．

　また最近の情報技術の急速な発展によって，われわれは情報の洪水の中におかれるようになってきた．このような状況にあって，必要な情報を効率的に伝えていくために，ヒトの視覚系や聴覚系に適合した，人に優しく，しかも効率

的な，情報の表示・伝送・記録システムなどを開発する必要にも迫られている．そのためにも，脳が視覚や聴覚の情報をどのように受け取り，処理しているかを知ることが不可欠である．

そこで本書では，情報処理システムとしての脳のしくみを，特に視覚と聴覚にスポットをあてて，神経生理学，心理学，神経回路モデルという三つの異なる側面から概観していく．しかし単に生理学や心理学の研究結果を羅列するのではなく，あくまでも情報工学という立場に立って解釈し，生理学や心理学の予備知識のない工学系の学生にもわかりやすく書くように努めた．

大学の教科書・参考書として役立つことはもとより，これから視聴覚情報処理に関する研究を始めようとする研究者，あるいはその概要を知りたいという現場の技術者の入門書としても十分役立つように，最近の成果まで幅広く解説することを心がけた．

なお執筆は，1章，2章，4章を福島が，3章を斎藤が，5章を大串が担当した．本書が，視覚聴覚のしくみのより深い理解と，脳の情報処理のしくみに基づく新しい情報処理技術の発展に多少なりとも役立てば幸いである．

   2001年8月

福島邦彦・大串健吾・斎藤秀昭

目　　次

1章　はしがき ……………………………………… [福島邦彦] …… 1

2章　神経回路の基礎 …………………………………… [福島邦彦] …… 4
　2・1　神経細胞とそのモデル ………………………………… 4
　　2・1・1　神経細胞の性質 …………………………………… 4
　　2・1・2　神経細胞のモデル ………………………………… 6
　2・2　神経回路による演算 ……………………………………10
　2・3　側　抑　制 ………………………………………………12

3章　視覚の心理現象と神経活動 ……………………… [斎藤秀昭] ……14
　3・1　明るさの知覚，明暗順応と神経活動 …………………14
　　3・1・1　眼球および網膜の構造 ……………………………14
　　3・1・2　光 電 変 換 …………………………………………16
　　3・1・3　明るさに対する順応 ………………………………18
　　3・1・4　網膜内神経回路によるコントラスト検出 ………19
　　3・1・5　網膜内信号伝播と受容野 …………………………20
　　　　（a）　オン中心型細胞とオフ中心型細胞　23
　　　　（b）　X細胞とY細胞　24
　3・2　色の見え方と神経機構 …………………………………27
　　3・2・1　色の表現法 …………………………………………27
　　3・2・2　網膜の色情報処理機構 ……………………………31
　3・3　視覚中枢の階層構造と機能分担 ………………………33
　　3・3・1　視覚中枢の階層構造と情報の流れ ………………34

3・3・2　第一次視覚野（V1野）の構造と機能・・・・・・・・・・・・・・・・・・・・・・・・・37
　3・3・3　V1野の可塑性・・・43
　3・3・4　V4野における情報処理・・・・・・・・・・・・・・・・・・・・・・・・・・・・・・・・・・・・44
　3・3・5　IT野における対象の情報表現・・・・・・・・・・・・・・・・・・・・・・・・・・・・・・45
　3・3・6　IT野における色の表現・・・・・・・・・・・・・・・・・・・・・・・・・・・・・・・・・・・・50
　3・3・7　高次中枢におけるパターンの運動情報の分析と統合・・・・・・・・・・50
　　（a）　MT野における局所運動方向の分析　52
　　（b）　MST野におけるvisual flowの分析　59

4章　視覚系の神経回路モデル・・・・・・・・・・・・・・・・・・・・・・・・・[福島邦彦]・・・・64
4・1　コントラストの抽出・・・64
4・2　特　徴　抽　出・・・69
4・3　パターン認識・・・73
　4・3・1　3層パーセプトロン・・・・・・・・・・・・・・・・・・・・・・・・・・・・・・・・・・・・・・・74
　4・3・2　バックプロパゲーション・・・・・・・・・・・・・・・・・・・・・・・・・・・・・・・・・・77
　4・3・3　ネオコグニトロン・・79
4・4　アクティブビジョン・・・86
　4・4・1　選択的注意・・86
　4・4・2　動きと形の並列処理・・・・・・・・・・・・・・・・・・・・・・・・・・・・・・・・・・・・・89
　4・4・3　眼球運動・・93

5章　聴覚情報処理・・・・・・・・・・・・・・・・・・・・・・・・・・・・・・・・・・・・・・・[大串健吾]・・・・98
5・1　音の物理的性質・・・98
5・2　聴覚系の構造と機能・・・102
　5・2・1　聴覚系の構成・・102
　5・2・2　外　　耳・・102
　5・2・3　中　　耳・・103
　5・2・4　蝸　　牛・・104
　　（a）　蝸牛の構造　104　　　　　（b）　基底膜における周波数分析　105
　　（c）　有毛細胞による電気信号への変換　107

　　　　（d）内外有毛細胞の機能　108
　5・2・5　聴覚神経系の構成 ··· 109
　5・2・6　聴神経における符号化 ····································· 110
　　　　（a）聴神経　110　　　　　　（b）周波数選択特性　111
　　　　（c）二音抑圧　111　　　　　（d）位相固定　112
　5・2・7　蝸牛神経核から大脳皮質聴覚野までの神経細胞における符号化
　　　　　　··· 114
　　　　（a）蝸牛から大脳皮質までの求心性神経経路　114
　　　　（b）蝸牛神経核　115　　　（c）上オリーブ複合体　116
　　　　（d）下丘および内側膝状体　118（e）大脳皮質聴覚野　118
　　　　（f）周波数変調音に対する応答　119
5・3　聴覚系の生理学的メカニズムのモデル ···························· 120
　5・3・1　モデルの考え方 ·· 120
　5・3・2　基底膜のモデル ·· 120
　5・3・3　聴神経の発火パターンのモデル ······························ 121
　5・3・4　神経回路網モデル ·· 122
5・4　聴覚の基本的知覚現象 ·· 124
　5・4・1　聴覚の基本心理特性 ·· 124
　　　　（a）聴覚の感じうる範囲　124　（b）音の弁別閾　124
　　　　（c）音の三要素　125
　5・4・2　音の大きさ（ラウドネス）の知覚 ···························· 125
　5・4・3　音の高さ（ピッチ） ·· 127
　　　　（a）場所説と時間説　128　　（b）複合音の高さ　130
　　　　（c）音の高さの一次元的性質の尺度化　132
　　　　（d）音の高さの循環的性質　133（e）オクターブ伸張現象　135
　5・4・4　音　　色 ·· 138
　　　　（a）協和性　138　　　　　　（b）シャープネス　142
　5・4・5　マスキング ·· 144
　　　　（a）同時マスキング　144　　（b）継時マスキング　146
　　　　（c）中枢性マスキング　148

5・4・6　臨界帯域と聴覚フィルタ··149
　（a）　臨界帯域幅の概念　149
　（b）　音の大きさの加算と臨界帯域幅　149
　（c）　聴覚フィルタの等価矩形帯域幅　150

5・4・7　両耳による知覚··152
　（a）　水平面内の方向判断　152　（b）　正中面内の方向判断　154
　（c）　音の広がり感　155　（d）　両耳聴による識別能力の向上　156

参　考　文　献···159
さ　く　い　ん···171

1章 はしがき

　脳における情報処理の主役は**神経細胞**（neuron または neural cell）である．脳の中では多くの神経細胞が複雑につながりあって，大きな回路網を形成している．これを**神経回路**（または神経回路網，neural network）とよぶ．

　脳の中の神経細胞の数は，大脳皮質とよばれている場所だけでも，10^{10}個以上にも達する．しかも個々の神経細胞（特に混同のおそれのない場合は単に**細胞**，cell とよぶ）は，多いものではほかの10^4以上もの細胞から信号を受けとり，また自分自身もほかの10^4以上もの細胞に信号を送りだしている．したがって脳の神経回路は大規模な超並列回路である．

　この神経回路のしくみを調べるための有力な研究手段に，神経生理学，心理学，神経回路モデルなどがある．脳の研究のためには，これら三つの研究手法のどれか一つだけでは不十分で，これらが三位一体となって研究を進めていくことが不可欠である．そこで本書でも，三つの立場からの研究を紹介することによって，脳における情報処理のメカニズムを概観していく．

　神経生理学（neurophysiology）では，視覚や聴覚の刺激を目や耳に与えたときに，脳の中の神経細胞がどのように反応するかを調べる．神経細胞は，刺激を受けて反応すると，それに伴って細胞内部に電圧の変化が起こる．そこで，実験動物の脳に，微小な電極をさし込んで個々の細胞に起こる電圧の変化を観測して，神経回路がどのように反応するかを調べ，神経回路の構造を推定していくのである*．

---

* 神経細胞の反応に伴って生じるのは，電圧の変化だけではない．細胞に光をあてて，光の吸収スペクトルの変化を観測することによって細胞の反応状態を調べることもできる．細胞の反応に伴って生じる磁界や，細胞の代謝によって生じる細胞内部の化学物質のわずかな組成の変動や，細胞の反応に伴う血流の変化などを，脳の外側から測定することも可能になってきている．

心理学（psychology）では，人を被験者にして，種々の視覚や聴覚の刺激を与えたときに，どのように見えたり聞こえたりするかを被験者に答えてもらうことによって神経回路の性質を調べていく．

生理学や心理学では，このように実験的手法によって脳の性質を分析していくのに対して，**神経回路モデル**（neural network model）による研究では逆の見方をして，合成的な手法で研究を進めていく（図1・1）．すなわち，脳と同じ反応をするためには神経回路はどのような構造をもっていなければならないかを考えて，脳と同じ反応を示す回路網を合成することをめざす．このとき，生理学や心理学で解明されている事実はモデルの中にもできるだけ忠実に取り入れるが，まだ解明されていない部分に関しては大胆な仮説を導入する．

このようにして構成したモデルの性質を計算機シミュレーションや数学的解析によって調べ，もしモデルが脳と違う反応を示した場合には，採用した仮説に誤りがあったと考えて仮説を修正していく．このように，神経回路モデルの研究と生理学・心理学研究との関係は，ちょうど理論物理学と実験物理学との関係と同じである．

このような神経回路モデルの研究は，脳そのものの解明に役立つだけでなく，神経系の長所を取り入れた新しい情報処理システムの設計原理の開発に直接つながる．すなわち，ひとたびモデルができ上がると，脳の神経回路がモデルと

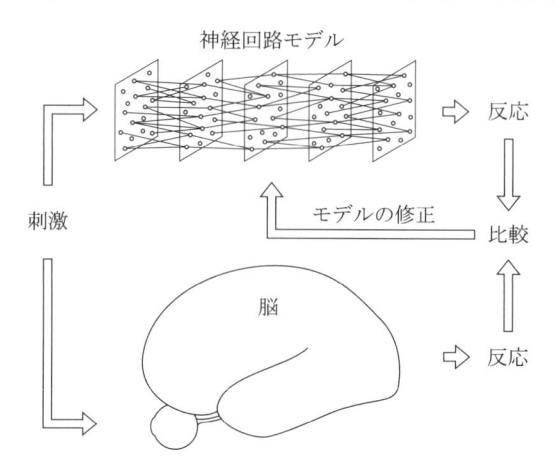

図1・1　神経回路モデルを用いた脳研究

いう形に単純化・抽象化されているので，脳における情報処理にとって本質的な役割をはたしているのはいったいどのメカニズムであるかを容易に見極めることができる．しかもその神経回路モデルの構造は，そのまま計算機にプログラミングして走らせることができるような具体的な形に記述されている．したがって神経回路モデルをつくるということは，脳のもつ優れた情報処理のメカニズムを実用的なシステムの設計に取り入れるための最も直接的な手段になる．

［福島邦彦］

2章
神経回路の基礎

2・1 神経細胞とそのモデル

　神経回路モデルをつくるためには，まずその構成要素である神経細胞のモデルをつくらなければならない．

2・1・1　神経細胞の性質
　神経細胞の形や大きさはいろいろ異なっているが，基本的には図2・1のように，**細胞体** (soma) とそれから出る多くの突起とからなっている．細胞体の大きさは動物の種類によって異なり，また同じ動物でも神経細胞の種類によって異なるが，数 μm～100 μm 程度である．細胞体から出ている突起は，**軸索** (axon) または**神経線維** (nerve fiber) とよばれる1本の細くて長い線維と，**樹**

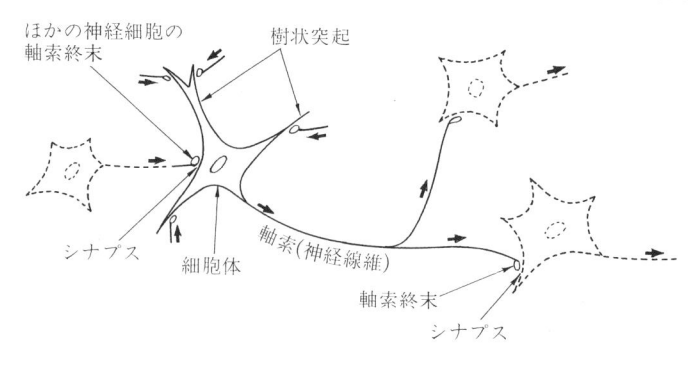

図2・1　神経細胞の基本構造

状突起（dendrite）とよばれ，木の枝のように広がっている比較的太くて短い多数の突起とに分けられる．軸索は，細胞体の反応出力をほかの神経細胞に伝送するための伝送路で，その先端は枝分かれしていて，終末部はほかの神経細胞の樹状突起や細胞体に接触している．その接触点を**シナプス**（synapse）という．神経細胞間の情報のやりとりはすべてこのシナプスを介して行われる．

　神経細胞は細胞膜に包まれていて，細胞膜の内側は通常外部よりも約 70 mV 負の電位（静止電位）に保たれている．しかし細胞が興奮すると**発火**（fire）して，図 2・2 に示すように，振幅 100 mV，持続時間 1 ms 程度の正のパルス電位（生理学ではインパルスまたはスパイク電位という）を発生し，その後再びもとの静止電位に回復する．

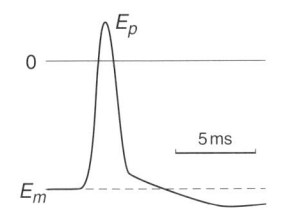

E_m: 静止膜電位（約 −70 mV）
E_p: パルス電位（スパイク電位）

図 2・2　神経細胞の発火によって発生するパルス電位

　細胞体に発生したパルス電位は，軸索に沿ってやはりパルスの形で伝送される．パルスが軸索の終末，すなわちシナプス前部に達すると，伝達物質が放出され，この伝達物質の化学的な作用によってシナプス後部（情報を受けとる側）の細胞内部に正または負の電位が発生する（細胞体内部は静止状態において負の電位に保たれているので，正または負の電位の発生は，それぞれ，負の静止電位の絶対値を減少または増加させることに対応する）．この正または負の電位は比較的急速に立ち上がり，その後，静止電位に向かってゆるやかに減衰していく．

　1 個の神経細胞の上には，通常ほかの多数の神経細胞からの軸索終末が集束してシナプス結合をしている．このような場合には，個々の軸索を伝わってきた 1 個 1 個のパルスによって発生する電位はごく小さいが，多数のシナプスに同時にパルスが到着すると，これらが加算されて大きな電位になる．また，1個のパルスによって発生する電位は小さくても，十分短い時間間隔でパルスが

相続いて到着すると，最初のパルスによる電位が減衰しないうちに次のパルスによる電位が積み重なってしだいに大きくなる．

シナプス前部に到着したパルスによって細胞内に生じた電位が，正の方向に増大してある一定の**しきい値**（**閾値**ともいう，threshold）以上になると，細胞内電位は急速に能動的な上昇を開始して発火状態に入り，パルス電位を発生する．

シナプス後部に正の電位を発生させるか負の電位を発生させるかは，シナプスの種類によって定まっている．正の電位の発生は神経細胞を発火させる方向に働くので，正の電位を発生させるシナプスを**興奮性シナプス**（excitatory synapse）といい，負の電位を生じさせるシナプスを**抑制性シナプス**（inhibitory synapse）とよぶ．

なお，1個の神経細胞から出ている軸索は，途中で分岐して他のいくつかの神経細胞にシナプス結合していることが少なくない．このような場合一般に，1個の神経細胞から出ている軸索であれば，どの軸索終末からも同じ伝達物質が放出されるものと考えられている（Daleの原則）．したがって特殊な場合を除くと通常は，1個の神経細胞から出ている軸索終末が形成するシナプスは，すべてが興奮性であるか，あるいはすべてが抑制性であるかのいずれかである．そこで，相手の細胞に興奮性シナプスを形成している細胞を**興奮性細胞**（excitatory cell），抑制シナプスを形成している細胞を**抑制性細胞**（inhibitory cell）とよんでいる．

ところで神経細胞の発火によって発生するパルスの振幅や波形は，刺激の強さにかかわらずほぼ一定である．刺激の強さによって変化するのは，細胞の発火の頻度であり，刺激が強いほどパルスの繰り返し周波数が高くなる．すなわち，興奮性シナプスからの入力が強くなれば，つまり入力パルスの密度が高くなれば，神経細胞の発生する出力パルスの密度も高くなり，逆に抑制性シナプスからの入力が強くなれば出力パルスの密度は減少する．このように神経系では，（少なくとも視覚系を始めとする感覚系や運動系の比較的末梢に近い部分では），情報はパルス密度に変換されて伝送されていると考えられる．

2・1・2　神経細胞のモデル

神経細胞のモデルをつくる場合，神経細胞の示す種々の性質のなかで，どの

ような性質に注目するかによって種々の異なったモデルが考えられる．どのようなモデルがよいかは，そのモデルをどういう目的に用いるかによって異なってくるが，多数の神経細胞が組み合わさった大規模な神経回路網の性質を調べるためには，神経細胞単体のモデルとしては，あまり複雑なものを用いるよりは，むしろ逆に単純化あるいは抽象化したモデルを用いるほうが，かえって回路網全体の働きを理解するのに役立つことが多い．

情報処理という観点からながめると，神経細胞がもっている諸機能のうちで重要なのは，シナプスにおいて多数の入力が空間的ならびに時間的に加算されるという性質と，細胞体の発火のしきい値の作用とであると考えられる．したがってモデルの構成に際しては，この二つの性質をどのような形で表現するかが問題になってくる．

ここではまず，視覚系の神経回路モデルでよく用いられるアナログ型の神経細胞モデルの一つとして，**アナログしきい素子**（analog threshold element）を紹介しよう．このモデルは図2・3のように，多入力1出力で，各入力端子はそれぞれ1個のシナプスに対応する．入出力は，実際の神経細胞の発火頻度に比例したアナログ値である．各入力端子には，シナプスの伝達効率に対応した**結合係数**（connection，または加重係数，weight）が割り当てられている．結合係数の符号は，興奮性シナプスの場合は正，抑制性シナプスの場合は負とする．各入力にこの結合係数をかけて足し合わせた加重和が一定のしきい値を越えると素子は出力を出し，しきい値以下のときは出力は0とする．

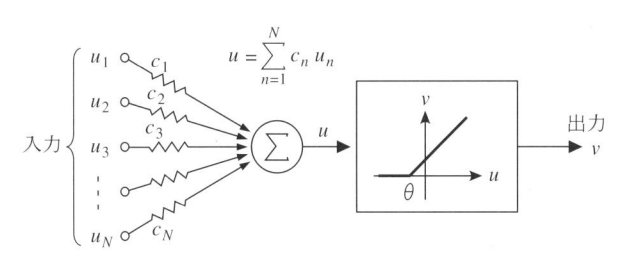

図 2・3 アナログしきい素子（アナログ型の神経細胞モデル）

数式で表すと，以下のようになる．すなわち，n番目の入力端子（シナプス）に加えられる入力信号をu_nとし，その入力端子の結合係数をc_nとすると，この素子の出力vは

$$v = \varphi\left[\sum_{n=1}^{N} c_n \cdot u_n - \theta\right] \qquad (2\cdot1)$$

で与えられる.ここに,θ はしきい値を定める定数である.$\varphi[\ ]$ は半波整流型の折線特性をもつ非線形関数で,次式で定義される.

$$\varphi[x] = \begin{cases} x & \text{if } x \geq 0 \\ 0 & \text{if } x < 0 \end{cases} \qquad (2\cdot2)$$

アナログしきい素子は,このように非常に単純化されてはいるが,情報処理において本質的な役割を果たしている空間的加重特性としきい特性の両者を含んでいるので,複雑な神経回路のモデル化を行う場合につごうがよい.

アナログ型モデルはアナログしきい素子だけではない.式 $(2\cdot1)$ の折れ線型関数 $\varphi[\ ]$ を,種々の非線形関数 $f(x)$ に置き換えたモデルも使われている.

たとえば,S 字型の飽和特性をもつ関数(**sigmoid 関数**)

$$f(x) = \frac{\tanh(\alpha x) + 1}{2} \qquad (2\cdot3)$$

を用いたモデルは,入力のあらゆる値に対して微分可能性が要求されるような神経回路モデル(たとえばバックプロパゲーションを用いた教師あり学習のモデルなど,4・3・2 項参照)にも採用されている.

入出力値がアナログでなく 1 と 0 の 2 値をとるモデル(**2 値のしきい素子**)もある.このモデルでは,非線形関数 $f(x)$ として階段型関数

$$f(x) = \begin{cases} 1 & \text{if } x \geq 0 \\ 0 & \text{if } x < 0 \end{cases} \qquad (2\cdot4)$$

を用いる.神経細胞は興奮している状態(発火している瞬間)と静止している状態との二つの状態しかもたないとみなして,これを出力の 1 と 0 に対応させたモデルと考えることができる.

以上のモデルでは,多数の入力が空間的に加算されるという空間的特性だけに注目して,時間的な反応特性は無視していた.しかし動きのある視覚情報や,聴覚信号のように,時間的に変動する信号処理の機構をモデル化する場合には,神経細胞のモデルも,時間特性をもったものを用いる必要がある.図 2・4 はそのようなモデルの一例である.これ以外にも,たとえば興奮性シナプスと抑制性シナプスとで異なる時間特性をもたせたモデルなど,数多くの変形モデルが

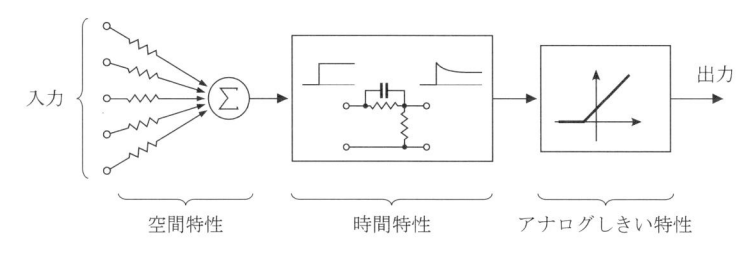

図 2・4　時間特性をもつアナログ型神経細胞モデル

提唱されている．

　アナログ型神経細胞モデルでは，神経細胞の発火のタイミングは無視しているが，神経系では発火のタイミングが問題になるような現象も少なくない．たとえば聴覚系における音色知覚には刺激音の位相と神経細胞の発火のタイミングのずれが関係しているといわれている．また最近では，複数の細胞の発生するパルスの同期性や，発火のタイミングの前後関係が，種々の視聴覚現象や，学習や記憶にも関連しているといわれるようになってきた．このような機構に関する神経回路モデルをつくる場合には，パルス出力を出す神経細胞モデルを用いる必要がある．

　図 2・5 にそのようなモデルの一例を示しておく．入出力はいずれもパルス列であり，興奮性入力と抑制性入力に対する空間的ならびに時間的な加重効果が考慮されている．入力端子に入ってきたパルス信号は，興奮性シナプスの場合は正の結合係数が，抑制性シナプスの場合には負の結合係数が乗じられた後に加算され，**漏れのある積分回路**（leaky integrator，すなわち 1 次遅れ要素）で

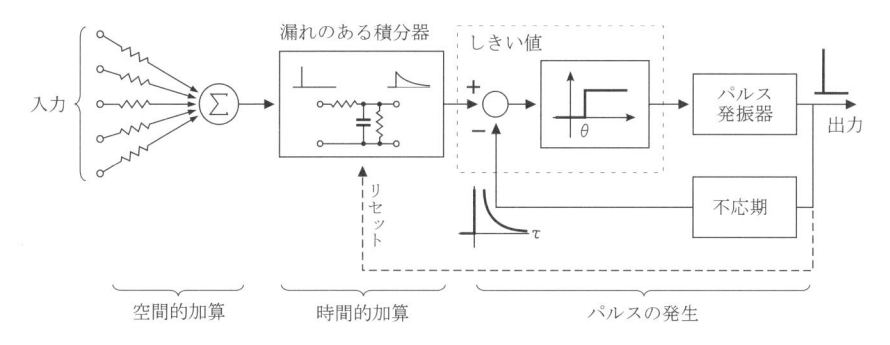

図 2・5　パルス出力を出す神経細胞モデル

積分されて内部電位がつくられる．この内部電位が一定のしきい値を越すとパルスが発生する．パルスが1個発生すると，その後しばらくの間はパルスの発生が抑えられる（絶対不応期）．その後，しきい値が定常値に向かってしだいに回復するにつれて次のパルスが発生するので，内部電位が大きいほどパルスの繰り返し周期は速くなる．

2・2 神経回路による演算

神経系でよく見られる基本的な結合様式を図2・6に示す．なお本書では以下，神経細胞を ○ で，興奮性シナプス（結合）を矢印で，抑制性シナプス（結合）を縦棒で表す．神経系では一般に，同図(a)のように1個の細胞に多数の細胞の出力が集束し，また1個の細胞の出力が同図(b)のように発散して多数の細胞に送られている．同図(c)のような回路では，二つの細胞の出力の差が計算されるが，抑制性細胞からの信号が興奮性細胞からの信号よりも大きくなっ

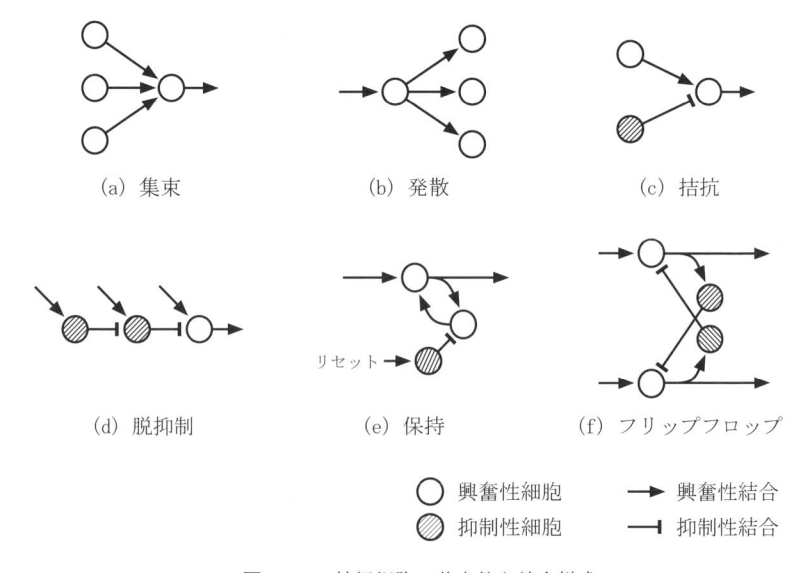

図2・6 神経細胞の基本的な結合様式

(a) 集束　(b) 発散　(c) 拮抗　(d) 脱抑制　(e) 保持　(f) フリップフロップ

○ 興奮性細胞　→ 興奮性結合
◎ 抑制性細胞　⊣ 抑制性結合

た場合には，最終出力は0になる．

　同図(d)のような回路も，神経系の種々の場所でみられる基本的な回路構造の一つである．右端の細胞の出力は，中央の抑制性細胞が反応するとその細胞からの抑制信号によって抑えられる．ところがさらに左端の抑制性細胞が反応すると，中央の抑制性細胞の反応を抑えてしまうので，それまで中央の細胞からの抑制のために反応を抑えられていた右端の細胞が反応するようになる．つまり抑制性細胞の反応を抑制することによって，抑制の効果を取り除くので，このような構造を**脱抑制**（dis-inhibition）とよんでいる．

　同図(e)の回路は，いったん入力が入るとその状態を保持していつまでも反応を続ける．しかし細胞の出力には飽和特性をもたせて，出力が無限に発散しないようにする必要がある．

　同図(f)のような回路は，コンピュータのフリップフロップのような働きをする．一方の細胞が反応するとその出力が相手側の細胞に伝えられ，相手側の細胞の反応を抑える．したがって両方の細胞が同時には反応することができず，ある瞬間に反応するのはどちらか一方の細胞だけである．

　神経細胞を組み合わせることによって，種々の**論理関数**を実現することもできる．ここでは，アナログしきい素子を組み合わせて，ブール代数の演算を実現することを考えてみよう．アナログしきい素子の入出力は，非負の（負にならない正か0の）アナログ値である．そこで，非負のアナログ変数 x と y が与えられたときに，ブール代数に対応するアナログ的な演算をどのように定義するか考えてみよう．

　たとえば，x と y のブール代数の**論理積**（AND）は，2変数のうちの小さいほうの値，すなわち $\min(x, y)$ をとる演算であると考えることができる．この演算は，しきい値 θ を0に選んだアナログしきい素子を図2・7(a)のように組み合わせることによって実現することができる．この回路で，興奮性結合の強度

AND: $\min(x, y) = x - \varphi(x - y)$　　　　OR: $\max(x, y) = x + \varphi(y - x)$

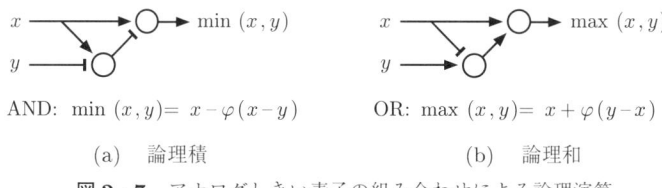

(a) 論理積　　　　(b) 論理和

図 2・7 アナログしきい素子の組み合わせによる論理演算

は $+1$,抑制性結合の強度は -1 である.回路の出力が $\min(x,y)$ になることは,以下のように考えれば容易にわかる.すなわち,$x \geq y$ の場合には,図の下側の細胞の出力 $\varphi(x-y)$ が $x-y$ になるので,回路の最終出力は $x-(x-y)=y$ になる.$x<y$ の場合には,$\varphi(x-y)=0$ なので,最終出力は x になる.いずれの場合にも,最終出力は,二つの入力の小さいほうになっている.

同様にして,アナログ的な**論理和**(OR)の演算,すなわち $\max(x,y)$ は,同図(b)のような回路で実現できる.

2・3 側 抑 制

側抑制(lateral inhibition)とは,近くにある神経細胞どうしが互いに相手側の反応を抑制しあう現象であって,生物の神経系のいたるところでみられる基本的な機構の一つである.

側抑制の機構を調べた有名な実験にカブトガニの複眼の観測がある[1]).カブトガニは節足動物の一種で,日本では山口県などの海岸に住んでいて,セミやトンボなどの昆虫と同じように,複眼をもっている.複眼は約 1000 個の個眼からなる.各個眼はそれぞれ独立のレンズ系をもち,レンズの反対側には視細胞があって,それぞれ 1 本の軸索を出している.

ある個眼 A に光をあてると,その個眼から出る軸索にパルスが現れる.ところが,その近くにある別の個眼 B にも同時に光をあてると,個眼 A から出ていたパルスの頻度が減ってしまうのである.カブトガニの場合は,個眼から出る軸索相互間を横に連絡する線維があり,この横につながる線維によって抑制的な相互作用が生じていると考えられている.つまり,個眼 B に発生したパルスは個眼 A の出力パルスの密度を減少するように働き,逆に個眼 A に発生したパルスは個眼 B の出力パルスの密度を減少するように働くのである.

このような側抑制の機構は,ある 1 個の個眼で受けている光刺激の強度が,そのまわりのほかの個眼が受けている刺激光の強度に比してどれだけ大きいかの情報,つまり**コントラスト**の情報を抽出するのに役立っていると考えられる.

つまり自然界における照明（太陽光）の状態は，晴天と曇天，あるいは朝と昼というような条件によって変化するから，特定の物体を検出する場合に，その物体の絶対的な輝度の値を知ることはあまり重要ではない．むしろその物体がまわりにあるほかの物体に比して反射率がどれだけ違っているかという情報，つまり反射光のコントラストの情報を知ることが重要になってくる．側抑制はこのようなコントラストの情報を検出するのにつごうのよい機構なのである．

側抑制の機構が存在するのはカブトガニの複眼だけではない．後述するように，脊椎動物（ネコ，サル，ヒトなど）の視覚神経系においても，末梢から中枢に至る間に種々の側抑制機構が何段階にも存在する．さらにまた，視覚系だけでなく，聴覚，触覚，温度感覚など各種の感覚系において広くみられる基本的な機構なのである．

側抑制の機構は，基本的には図2・8（a）または（b）のようなモデルで説明することができる．同図（a）は順方向性（フォワード型）の側抑制，つまり興奮性の信号も抑制性の信号も同じ方向に伝わっていく型のものである．これに対して同図（b）は抑制がフィードバック的に働くもので，逆方向性（バックワード型）の側抑制，あるいは回帰性の側抑制とよばれている．

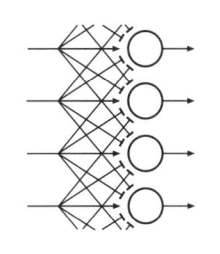

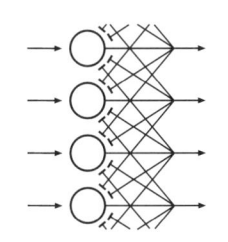

(a) 順方向性側抑制回路　　(b) 逆方向性側抑制回路

図 2・8　側抑制回路

○— 細胞
→ 興奮性結合
⊣ 抑制性結合

［福島邦彦］

3章
視覚の心理現象と神経活動

　ヒトをはじめとする動物に広く備わる感覚認知の能力は，周囲と自分の関係を知ることによって，より快適に生きることを目的に脳に発達させてきた神経システムの働きによって獲得されている．感覚は，視覚，聴覚，嗅覚，味覚，それに温度，接触，痛みなどの皮膚感覚および内臓感覚をさす体性感覚の5種類に大別される．これらを5感とよぶ．

　たとえば，夕日を見て「赤い」と感じるのは視覚的な心理現象であり，そのようなある特定の感覚認知の現象が起っているときには，それに対応する特定の活動が神経系のどこかに生じていると考えられる．この章では，視覚的認知を対象として，心理現象と神経活動の対応関係がどこまでわかりつつあるかについて紹介する．その知識は，脳の働きと親和性が高く，柔軟性のある認知情報処理システムを工学的に実現していくうえで大いに参考になるだろう．

3・1 明るさの知覚，明暗順応と神経活動

3・1・1 眼球および網膜の構造

　光を受け入れ，それを神経情報に変換する装置が**眼球光学系**（eye optics）および眼底に敷きつめられている**網膜**（retina）である．図3・1および図3・2にそれぞれ眼球光学系と網膜の構造を示す．光は**角膜**（cornea），**虹彩**（iris）の開口部を経て眼球内に入る．眼球内は**硝子体**（vitreous body）とよばれる透明な液体で満たされており，眼球の球形を保っている．虹彩のすぐ後ろに接する

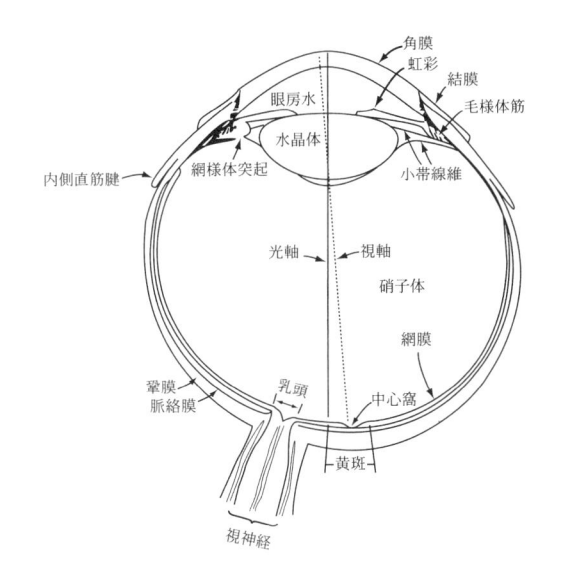

図3・1 ヒトの右眼の水平断面
注視点の像は，視力が最も高い中心窩に結ばれる．中心窩には錐状体だけが高密度で分布し，高い分解能（約1分）を保証している．

ように**水晶体**（lens）が筋組織で吊られており，筋の収縮の程度により水晶体の位置や厚さを調節して外界の影像を網膜に結像する．

図3・2はネコの網膜の断面の模式図である．サルやヒトの網膜の構造も基本的にはこれと同じで，多種類の神経細胞が厚さ250 μmほどの薄いシートの中に層別に整然と並べられている．光電変換素子である**視細胞**（photoreceptor）は，光の入射方向から見ていちばん奥に敷きつめられている．光は無色透明な多くの細胞層を通過して視細胞（**錐状体**（cone）と**杆状体**（rod））に到達し，細胞内に電位変化を起こす．その信号は双極細胞（bipolar cell）を介して**神経節細胞**（retinal ganglion cell）に送られる．神経節細胞は受けとった信号を，パルス密度の変化というかたちで**視神経線維**（optic nerve）を通じて脳に送りだす．

視細胞層と双極細胞層の間には**水平細胞**（horizontal cell）が，双極細胞層と神経節細胞層の間には**アマクリン細胞**（amacrine cell）が介在して横方向の神経結合をつくり，神経節細胞に送られてくる信号を修飾する．外網状層と内網

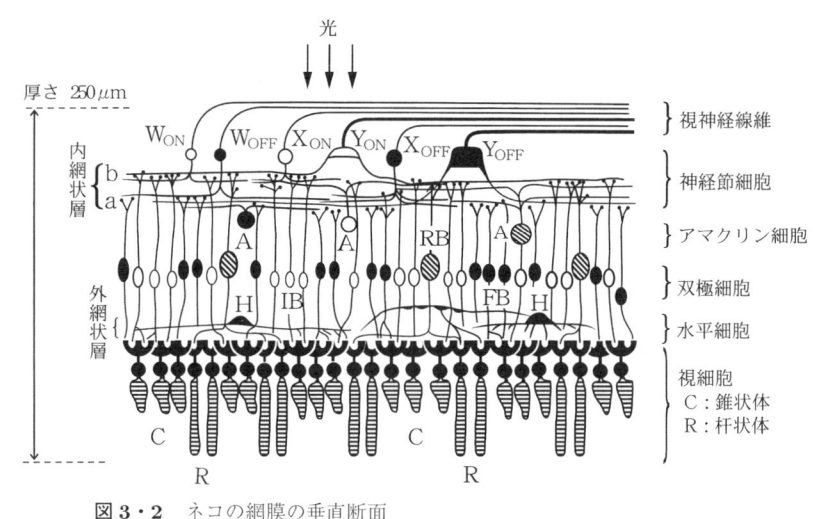

16　3章　視覚の心理現象と神経活動

図3・2　ネコの網膜の垂直断面
この構造は，脊椎動物に共通である．くわしい説明は本文中．

状層は神経素子間の結合を決める配線スペースである．

3・1・2　光電変換

　ニホンザル，アカゲザルなどのマカク属のサルやヒトでは，波長が380～780 nmの範囲にある電磁波により視細胞が刺激され，明るさや色を感じる．このような視覚感覚を引き起こす電磁波を'光'とよぶ．色感覚については3・2節で取り扱うこととし，本節では明るさの感覚を取りあげ，心理現象と神経活動の関係について解説する．

　すでに述べたように，**視細胞**（photoreceptor）は，網膜の底，すなわち光が入射する方向から見ていちばん奥に並んでいる（図3・2）．視細胞による光電変換は，以下のような一連の分子反応によることが近年明らかにされた[2]．光は，視細胞の外節に折り畳まれるように収納されている2重膜に埋め込まれているロドプシンとよばれる視物質（ビタミンAとオプシンが結合した感光性タンパク質分子）を分解する．その分解産物（メタロドプシンⅡと考えられている）がGタンパク質の一種であるトランスデューシンを活性化し，活性型トランスデューシンが**サイクリック GMP**（cyclic guanosine-5′, 3′-monophosphate;

cGMP）の分解酵素であるホスホジエステラーゼ（PDE）を活性化する．外接の膜には cGMP で活性化（オープン）されている陽イオン透過性ゲート（チャネルともよばれる）が埋め込まれていて，暗時には Na^+ イオンがそのゲートを通って流れ込んでいるが，光受容によって活性化された PDE が cGMP を分解してゲートが閉じ，その結果イオン電流が減少して細胞内の電位がマイナスの方向に変わる．照射光の強度が強いほど多くの視物質が分解され，その結果，マイナス方向の電位変化が増加する．すなわち，視細胞は負変調光電変換素子である．

視細胞には，**杆状体**（杆体細胞；rod）と**錐状体**（錐体細胞；cone）とがある．杆状体は薄暗い状態のときに働き，錐状体は明るい状態で働く．ヒトの眼が働く明るさの範囲は $10^{-7}\sim10^4$ ミリランバート（mL）と広いので，1種類の光電変換素子では対応しきれず，2種類の素子で分担しているのである．杆状体は**暗所視**（scotopic vision）とよばれる $10^{-7}\sim10^{-2}$ mL の範囲を受け持ち，錐状体は**明所視**（photopic vision）とよばれる $10^{-2}\sim10^4$ mL の範囲を受け持っている．その切り替わりの付近の 10^{-2} mL 付近を**中間視**（mesopic vision）とよぶ．

ヒトの杆状体は1種類で，波長が 500 nm の光に最大感度を示す．これに対して錐状体には分光感度特性が異なる3種類があり，**赤錐状体**（red cone），**緑錐状体**（green cone），**青錐状体**（blue cone）とよばれている．これらの視細胞の分光感度特性を図 3・3 に示す[3]．3・2 節で述べるように，色は分光感度特

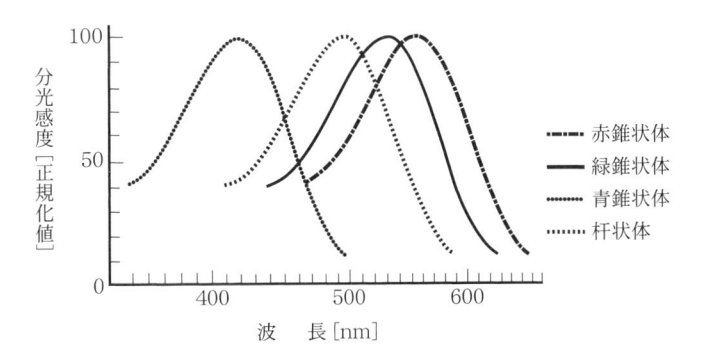

図 3・3　ヒトの視細胞の分光感度特性（Dartnall ら[3] より，改変）

性の異なる視細胞の反応の違いによりはじめて検出可能となるので，杆状体しか働かない暗所視では色の区別はできず，明るさの違いしか知覚されない．ちなみに，色が区別できるのはおもに昼行性の動物で，魚類，昆虫類，鳥類，リス類，霊長類などがあげられる．錐状体の分光感度特性は動物により異なるが，マカクザル（ニホンザル，アカゲザルなどが含まれる東洋のサル属）の錐状体はヒトとほとんど同じとみなせる．

3・1・3　明るさに対する順応

電車に乗っていて，明るい戸外から薄暗い電灯でぼんやり照明されている長いトンネルに入ったとしよう．もしも車内に明かりがついていなければ，初めは何も見えないだろうが，しばらくすると車内の様子が見えるようになる．これを**暗順応**（dark adaptation）とよぶ．完全に暗順応するには数分〜十分ほどかかる．その理由は，暗順応のもとでは杆状体が光を電気信号に変換するのであるが，杆状体の視物質は明るい状態では分解されつくしており，それが光電変換能力をもつまでに再生するのに時間を要するからである．

電車がトンネルを抜けると，こんどは眩しすぎて何も見えないが，すぐに明るさに慣れて景色が見えだす．これを**明順応**（light adaptation）とよぶ．明順応のもとでは錐状体が光電変換の役目を果たすのであるが，暗順応で上がりすぎていた光電変換の感度を適正な状態にもどすにはそれほど時間を要しないことを示している．

さて，ある一様な明るさ（L）の背景のもとで，どのくらい明るさが違う（ΔL^S）場所があれば検知できるか（空間変化検知特性），あるいは時間的にどのくらいの明るさの変化（ΔL^T）が起きれば検知できるか（時間変化検知特性）を調べると，広いレンジの L の値に対して，$\Delta L^S/L = K^S$（一定），$\Delta L^T/L = K^T$（一定）という特性が得られる．この関係は光の明るさの知覚だけに限らず，いろいろな感覚刺激の知覚にもあてはまり，発見者の名前にちなんで**Weberの法則**（Weber's law）とよばれている．

ところで，杆状体にしても錐状体にしても，電気的な反応レベルの違いで明るさの違いを表される範囲（ダイナミックレンジ）は，せいぜい 1：100 と狭い．それにもかかわらず広い明るさのレンジで $\Delta L/L = K$（一定）という特性

を保つには，なんらかの仕組みが備わっていなければならない．その仕組みを大別すると，瞳孔径の調節による光の入射量の調節，光受容細胞自体に備わる感度調節機構，そして網膜内の神経回路による反応の調節機構の三つになる．このうち，瞳孔径による調節はたかだか 1:10 程度とされる．

光受容細胞自体に備わる感度調節機構はさらに二つに大別される．一つは視物質の分解であり，もう一つは光電変換の感度を直接制御するしくみ，すなわち視物質での光の吸収が視細胞内の電位変化に変換される過程に関与する一連の分子機構に働く感度調節機構である．これらの過程に関する詳細については，文献 4), 5) を参照されたい．

3・1・4 網膜内神経回路によるコントラスト検出

光電変換とならぶ網膜の重要な役割は，情報処理という観点での前処理である．すなわち，視覚的に環境を認識するための情報を脳に送ることである．明るさや色が一様であれば，その領域にはパターン（物体）は存在していない．つまり，それらが不連続に変わる領域を検出するのが網膜の役目ということになる．そのような不連続をてがかりに，明るさや色の空間的変化（**空間コントラスト**；spatial contrast）あるいは**時間的変化**（temporal change）の様子を，それが生じている**視野上の位置情報**（position in the visual space）とともに取りださなければならない．

これらのうち場所に関しては，情報を送る細胞の網膜上の位置として，視神経線維に情報が付随している．明るさや色の空間コントラストや時間的変化の検出には注意を要する．物体から反射してくる光にせよ物質を透過してくる光にせよ，各波長の光のエネルギーの強さを計測しても，その値が物体を特徴づける面の明るさや色として知覚されるわけではない．反射光や透過光のエネルギーそのものは，光源の強度やスペクトル特性が変われば変わってしまい，それを情報として用いたのでは，物体の解釈に誤りを生じる．反射光を例にとれば，もしも物体とその周囲（背景）からの反射光の強度の比を計測すれば，それは周囲と物体の反射率の比となり，光源の強度によらない．このような計測が行われていれば，$\Delta L/L = K$（一定）という Weber の法則が成立することもうなずける．つまり，網膜でなされている前処理とは，いろいろな波長の光

に対する反射率の空間的変化の程度，時間的変化の程度を計測することであると考えられるのである．

図 3・4 に，背景光の明るさを 10 倍，100 倍と変えたときの光スポットに対するネコの網膜神経節細胞の反応の様子を示した．光スポットの明るさに対する反応強度の S 字曲線が，背景光強度の増大量に対応して横軸（スポットの明るさの軸）上を右にシフトしていることがわかる．すなわち，網膜では実際に上に述べたコントラスト検出という前処理がなされていることが明らかである．このような網膜における前処理は，神経系にヒントを得たいくつかの情報処理システムにすでに取り入れられ，その有効性が確かめられている（4・1 節参照）．

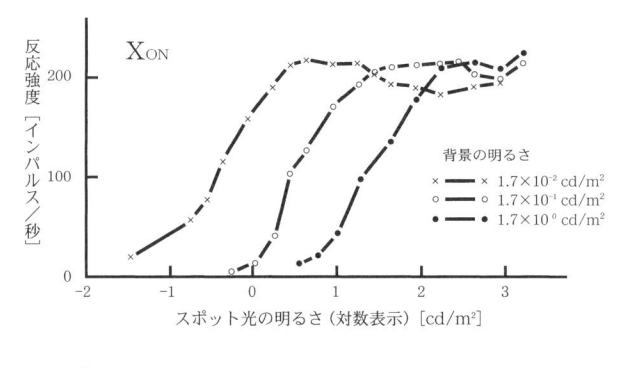

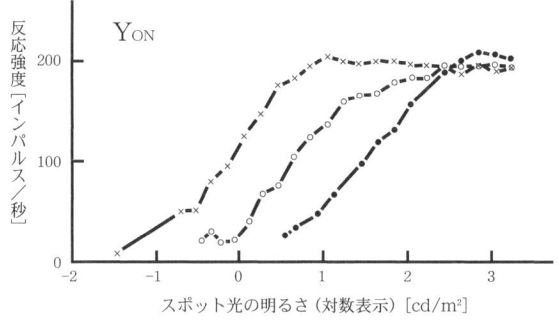

図 3・4 ネコの網膜神経節細胞のコントラスト反応特性（Saito ら[11] より，改変）
　　　　背景光の明るさを 10 倍，100 倍と変えると，受容野中心部に与えた光点に対する刺激強度–反応特性がグラフ上を右方向にそれぞれ 1 log，2 log 分だけ移動する．

3・1・5　網膜内信号伝播と受容野

上で述べたコントラストの検出が，どのような網膜内神経回路によりなされるかについて見てみよう．

視細胞（photoreceptor；錐状体と杆状体）は，光の照射により細胞内の電位がマイナスの方向に変わる負変調光電変換素子であることはすでに述べた．電位変化の大きさは，光強度のある範囲でその対数に比例する．その信号は**双極細胞**（bipolar cell）を介して網膜**神経節細胞**（retinal ganglion cell）に送られる．双極細胞には錐状体のみと結合するものと杆状体のみと結合するものの二つのタイプがある．

錐状体双極細胞（cone bipolar cell）には**オン型**（on-type；図3・2のIB）と**オフ型**（off-type；図3・2のFB）の2種類があるが，**杆状体双極細胞**（rod bipolar cell；図3・2のRB）にはオフ型が報告されているのみである．オフ型の双極細胞は視細胞の負変調信号をそのままの極性で神経節細胞に伝える素子であるが，オン型の双極細胞は正変調信号に変換して伝えるインバータである．明で興奮するオン素子と暗で興奮するオフ素子の対は，明と暗という極性の異なる空間コントラストを対等に扱うために必要なのである．オン型とオフ型の錐状体双極細胞は内網状層の別々の亜層（b層およびa層）に出力ターミナルを伸ばしている（図3・2参照）．ネコでは杆状体双極細胞の信号はa，b両亜層にターミナルを伸ばすAII型アマクリン細胞を介して神経節細胞に伝えられるという．

視細胞層と双極細胞層の間には，**水平細胞**（horizontal cell；H）が介在している．水平細胞は隣どうしが電気的シナプスで結合しあっており（図3・5），網膜上の広い範囲の視細胞の信号を受けられる構造となっている．このことから，水平細胞は，網膜上の平均的な明るさの程度，すなわち背景光のレベルを検出する役目を果たしていると考えられる．双極細胞層と神経節細胞層の間には**アマクリン細胞**（amacrine cell；A）が介在して横方向の神経結合をつくり，神経節細胞に送られてくる信号を修飾するものと考えられる．しかし，アマクリン細胞にはいろいろな型が存在しており，ある型については機能が明らかにされているが，ほとんどの型については，どのような情報処理上の役割を担っているのかがまだ明らかではない．

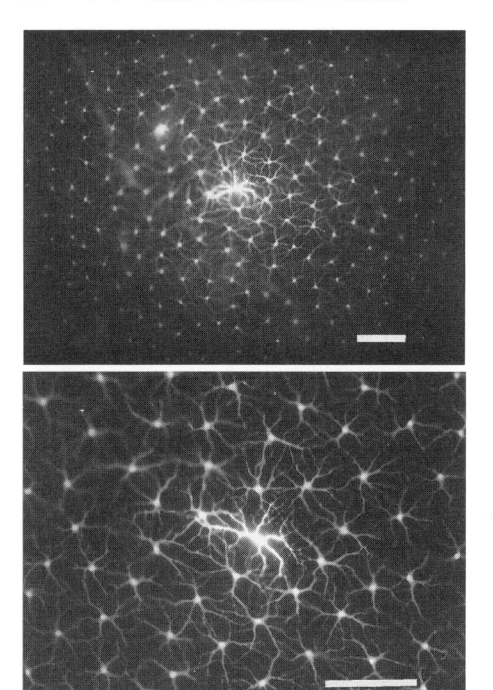

蛍光色素（ルシファー黄）を1個の水平細胞に注入して染め出したA型水平細胞のネットワーク．A型水平細胞どうしはギャップジャンクションとよばれる電気シナプスで結合しあっており，通常の化学シナプスとは違って直接電気的に信号の授受を行っている．電気シナプスはルシファー黄の分子を通過させるため，注入した水平細胞（中央の最も明るく染め出されている細胞）から隣接する同型の水平細胞に次々に色素が拡散する結果，上図に見られるような広範囲の水平細胞ネットワークが浮かび上がる．染め出された細胞の明るさは，中央の細胞との結合強度を反映すると考えられる．

下図は中央部の拡大．スケールバーは100 μm.

図 3・5 ネコの網膜のA型水平細胞ネットワーク

視細胞から神経節細胞に至る網膜内の各素子間の信号伝達は，基本的には**興奮性シナプス**（excitatory synapse；2・1節参照）を通じて行われる．視細胞から伝達される信号の極性が，オン型双極細胞とオフ型双極細胞とで異なる原因は，受け側，すなわち双極細胞側のシナプス後膜に分布するグルタミン酸（視細胞から放出される伝達物質）に対するレセプタの違いによる可能性が高いと考えられている[6]．

網膜に特徴的なことは，視細胞から神経節細胞に至る伝達経路の距離が短いため，電気的信号は**緩電位**（slow potential）とよばれるアナログ信号のままで伝達されるということである．しかし遠く離れた脳に信号を送り届けなければならない神経節細胞では同じ方法はとれない．なぜなら，アナログ信号をケーブルに送りだせば，途中での減衰や変形が避けられないからである．そこで神経節細胞はアナログ的な電位変化をパルス密度変調信号に変換し，細胞自身の突起である**視神経線維**（optic nerve）に送りだす．視神経線維は，伝送速度は

遅いが（おおよそ 1～100 m/s）パルス整形機能も備えた無減衰パルス伝送線路である．

さて，網膜におけるパターン情報の前処理の内容を知るには，網膜の出力細胞である神経節細胞が光刺激にどのように反応するかを調べなければならない．神経節細胞の数は視細胞の数の 1/100 程度なので（ヒトでは，片眼に，杆状体が 1 億 2 千万個，錐状体が 650 万個存在するのに対し，神経節細胞は 100 万個ほどである），神経節細胞は視細胞が計測した網膜上の一点一点に降り注ぐ光の強度の情報をそのまま脳に送るのではないことは明らかである．個々の神経節細胞は，**樹状突起**（dendrite）を網膜平面内にほぼ円形に張りだし，その領域内にある双極細胞を介して直接間接に多くの視細胞から信号の収束を受ける．その領域を神経節細胞の**受容野**（receptive field）とよぶ．隣り合う神経節細胞の受容野は，かなり重なりあっている．

（a） オン中心型細胞とオフ中心型細胞

途中の神経結合の違いで，一つの細胞の受容野の中でも場所により光に対する反応の仕方が違ってくる．脊椎動物の神経節細胞の受容野には**オン中心型**（on-center type），**オフ中心型**（off-center type）とよばれる二つの基本型がある．オン中心型では，光をあてると神経節細胞に興奮がもたらされる領域が受容野の中心部に，光をあてると抑制がもたらされる領域が受容野の周辺部に同心円状に配置されている．

このオン中心型受容野は，4・1 節に示す式(**4・1**)および図 4・2 のように，ピークが高く空間的広がりが狭い二次元のガウス型分布をもつ興奮性**中心機構**（center-mechanism）と，ピークは低いが広い二次元ガウス型空間分布をもつ抑制性**周辺機構**（surround-mechanism）が重畳したものとしてモデル化されている（文献 7）参照）．抑制が，単独の光刺激では興奮しか観察されない受容野中心部で最も強いことは，複数の光刺激に対する反応の相互作用を観察することにより確かめられている[8]．オフ中心型受容野では，周囲に比べて暗い刺激，すなわち暗刺激に対して図 4・2 のモデルが成り立っている．

なお，オン中心型神経節細胞は内網状層の亜層 b に，オフ中心型神経節細胞は亜層 a にそれぞれ限局して樹状突起を伸ばすことが知られている．これらの亜層へは，それぞれオン型およびオフ型双極細胞の出力突起が分かれて終わっ

ていることから（図3・2参照），受容野中心機構の信号は双極細胞との直接結合によって伝えられていると考えられる．受容野周辺機構の神経回路はまだわかっていないが，水平細胞からの抑制結合，あるいはアマクリン細胞による抑制結合などが候補としてあげられる．

（b） X細胞とY細胞

ネコの網膜神経節細胞の受容野の性質の研究により，オン中心型，オフ中心型細胞はさらに**X細胞**（X cell）と**Y細胞**（Y cell）に分類されている．X細胞（オン中心型X細胞：$\mathbf{X_{ON}}$，オフ中心型X細胞：$\mathbf{X_{OFF}}$）は受容野内に生じた興奮と抑制が線形に加算される細胞で[9]，受容野を一様に照射したときには興奮と抑制がちょうど打ち消しあって反応を示さない．これらの細胞が出力を出すのは中心部と周辺部の間に明るさの違いがあるときで，X_{ON}細胞は受容野の中心部が周辺部に比べて明るいとき，X_{OFF}細胞は中心部が周辺部に比べて暗いときにそれぞれ持続的に興奮してインパルスを中枢に送る[10]．X細胞の受容野には図4・2のモデルがそのままあてはまる．

ここで次のことに特に注意を促したい．それは，中心機構によりもたらされる興奮と周辺機構によりもたらされる抑制の線形加算，すなわち両機構の活動の大きさの差をとることにより，実は中心部と周辺部の明るさの差ではなく比が計算されているということである．それは，すでに述べた視細胞の対数変換特性により，中心機構，周辺機構に送られてくる信号の大きさが光強度の対数に比例していることによる．つまり，受容野中心部および周辺部の光照射強度をそれぞれC, Sとすると，比例定数を省略して，中心機構が受けとる光強度信号は$\log C$，周辺機構が受けとる光強度信号は$\log S$と書ける．X細胞の出力をO_xとしていま述べたことを式で表すと，やはり比例定数を省略して，

$$O_x = \log C - \log S = \log\left(\frac{C}{S}\right) \qquad (3\cdot 1)$$

となり，O_xはCとSの比によって決まることがわかる．比を計算するということは，照射光の絶対強度に無関係な量，すなわち反射率の空間的な違い（空間コントラスト）を情報として取りだすことにほかならない．X細胞は空間コントラストの有無だけではなく，その強さもコードしている．すなわち，X細胞の反応の強さは，ある範囲以内で空間コントラストの強さに対応して変わる．そ

の空間コントラストの強さのレンジは,対数に換算してほぼ 2.5 である[11]（図 3・4 参照）.

Marr と Hildreth[12] は視覚の初期過程について考察し,そこには光の空間的強度変化の検出器が必要であり,$\nabla^2 G$ フィルタが検出器として有用であることを示した.ここで ∇^2 はラプラスの演算子 $(\partial^2/\partial x^2 + \partial^2/\partial y^2)$,$G$ は σ を標準偏差として次式で表される 2 次元ガウス分布

$$G(XY) = 1/2\pi\sigma^2 \cdot \exp[-(x^2+y^2)/2\sigma^2] \tag{3・2}$$

である.このフィルタは図 4・2 に示した受容野のモデルとほぼ一致する.このフィルタの有用性およびそれを用いた Marr の提唱する画像理解のプロセスについては,Marr 自身の著書[13] を参照されたい.

さて,一方の Y 細胞は,面積の小さな空間コントラストには感度が低く,大きな物体が視野内を素早く動いたときなどに生じる明るさの時間的変化に敏感に反応する.Y_{ON} 細胞は明るくなる方向の変化に,Y_{OFF} 細胞は暗くなる方

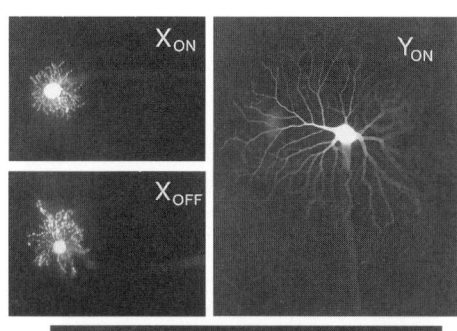

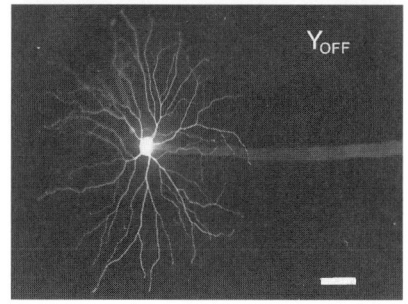

蛍光色素（ルシファー黄）を注入して染め出した,X 細胞と Y 細胞の形態.ルシファー黄水溶液を詰めたガラス管微小電極を細胞内に刺入し,細胞の受容野に与えた光刺激に対する反応の違いで X,Y の同定を行った後,細胞内に色素を注入した.

X 細胞はオン中心型,オフ中心型ともに網膜平面上の狭い領域に樹上突起（花火のように見えている突起）を伸ばす小型の細胞であるのに対し,Y 細胞は太く長い樹上突起を伸ばす大形の細胞であることがわかる.

スケールバーは 100 μm（くわしくは,Saito[15] を参照）

図 3・6　ネコの網膜神経節細胞の形態

向の変化に一過性に反応する．Y細胞はパターンの動きを分析するための基本情報を脳に送っていると考えられる．Y細胞に特有な一過性反応をつくりだすには時間微分をする神経回路が必要である．ある種のアマクリン細胞がその役目を果たしている可能性が指摘されているが，まだ証明されるに至っていない．なお，Y細胞の機能を実現する数学モデルは安田[14]によって提出されている．

X細胞とY細胞とは図3・6に示すように形態も違っている[15]．X細胞は入力を受けとるための樹状突起を狭い円形の領域に密に張りだす中型の細胞で，解剖学的分類ではβ細胞に相当する．これに対して，Y細胞は分岐の少ない太い樹状突起を遠くまで伸ばす大型の細胞で，α細胞に相当する．X細胞の狭い樹状突起は，空間コントラストを分析するにあたって高分解能を保証する．これに対してY細胞のまばらな樹状突起は小面積の空間コントラストを無視する働きをする．まばらに広く張りだした樹状突起をもつY細胞を十分に興奮させるには，広い範囲にほぼ同時に入力を入れてやる必要がある．運動刺激はまさにこの要請によく合っている．樹状突起が太ければ太いほど信号伝達の時間特性もよい．さらに，Y細胞の視神経はX細胞に比べて太く，インパルス伝導速度が速い（X細胞の平均約25m/sに対してY細胞は平均約40m/s[16]）．このようにX，Y細胞はそれぞれの機能を果たすのにつごうのよい形態的特徴を備えている．X，Y細胞の出力は，それぞれ小細胞層，大細胞層に層分けされている外側膝状体の中継細胞で中継されて，脳の別々の部位に送られていることも明らかにされている（図3・11および図3・12参照）．

X，Y分類は，ヒトを含む哺乳動物に共通であることも確かめられているが，割合は動物により異なる．ネコでは全神経節細胞のほぼ半数がX細胞で，網膜の中心部に高密度で分布する[17]．サル（ニホンザルと同じマカク属のアカゲザル）ではX細胞の割合がさらに高く，80％を占める[18]．これに対しY細胞はネコで3％，サルで10％ほどである．動きを検出するには高分解能は要求されず，したがって受容野の広い少数の細胞があればことたりるのであろう．なお，ヒトはサルと同等であろうと考えられる．

ネコではインパルス伝導速度がX細胞よりも遅い細胞が50％を占め，それらはW細胞と名づけられた[19]．W細胞には，オン中心型，オフ中心型のほかに運動方向に選択的反応を示す細胞，尖った黒い角に反応する細胞，網膜上の広

い領域の平均的明るさに対応した反応を示す細胞などが含まれる．大脳が発達したサルの網膜ではW細胞は10%と少ない．複雑な情報処理は脳にまかせ，網膜は上に述べた基本的な前処理に専念しているのである．

3・2　色の見え方と神経機構

3・2・1　色の表現法

単純に色の見え方といっても，それには次の二つの側面がある．一つは，あるスペクトル特性で一様に光っている一定口径の発光面を見たときに感じる色（開口色，aperture color）で，それは発光面の分光エネルギーの分布によって心理物理的にきまる．これを**色感覚**（color sensation）とよぶ．もう一つは，物体などを見たときに判断される色（表面色，surface color）で，これは物体の部分部分からの反射光の分光エネルギーの分布だけでは一意に決まらず，周囲の状況などにも左右される．これを**知覚色**（perceived color）とよび，色感覚とは区別している．知覚色には視覚中枢での情報処理が関与していると考えられる．

色感覚は光の物理的な特性で決まるので，定量的に表現することができる．これを**表色**（color specification）とよぶ．現在広く用いられている表色系は，赤（R），緑（G），青（B）を光の3原色としてそれらを適当に混ぜ合わせる（**混色**（color mixing）する）ことによりもっとも豊富な色再現ができるという経験則を基本にして組み立てられたもので，これは次項に述べるYoung-Helmholtzの**3色説**（trychromatic color theory, three components color theory）とも整合している．

いま，ある色 (C) を次の式で表される混色でつくることができたとしよう．
$$(C) \equiv r(\mathrm{R}) + g(\mathrm{G}) + b(\mathrm{B}) \qquad (3\cdot3)$$

ここで r, g, b はそれぞれ赤，緑，青の光の強さ，$\equiv$ は右辺の加算で (C) と等しい感覚を与える（**等色**（color matching）する）ことができたことを示す．この r, g, b を色 (C) の**3刺激値**（tristimulus values）とよぶ．CIE（Commission

Internationale de l'Eclairage：国際照明委員会）では，r, g, b がなるべく負の値をとらないで多くの色を等色できるように，赤および青として可視光の両端に近い単色光（$\lambda = 700\,\text{nm}$, $\lambda = 435.8\,\text{nm}$）を，緑として可視スペクトルのほぼ中央の単色光（$\lambda = 546.1\,\text{nm}$）を選定した（1931年）．

さて，等エネルギースペクトルの白色光（基礎刺激）を W とし，強さ ϕ の白色光 (W) を R，G，B で等色するのに必要なそれぞれの光の強さを ϕ_r, ϕ_g, ϕ_b とすると，等色の関係式は

$$\phi(W) \equiv \phi_r(\text{R}) + \phi_g(\text{G}) + \phi_b(\text{B}) \tag{3・4}$$

となる．ここで $\phi_r/\phi = L_r$, $\phi_g/\phi = L_g$, $\phi_b/\phi = L_b$ とおくと，

$$(W) \equiv L_r(\text{R}) + L_g(\text{G}) + L_b(\text{B}) \tag{3・5}$$

となる．L_r, L_g, L_b は三原色 R，G，B が明るさの感覚にどのように寄与しているかを示す係数であり，**明度係数**（luminocity coefficient）とよばれている．また，基礎刺激を等エネルギー白色光とし，2度視野の等色実験で求めた各スペクトル光の3刺激値をグラフで表すと図 3・7 のようになる．このグラフを CIE の **RGB 表色系**（RGB color specification system）のスペクトル3刺激値曲線とよぶ．

さらに CIE は，この RGB 表色系に以下に示す一次変換をほどこすことによって，負の値をとらない3刺激値 (X), (Y), (Z) を定めた．これは **XYZ**

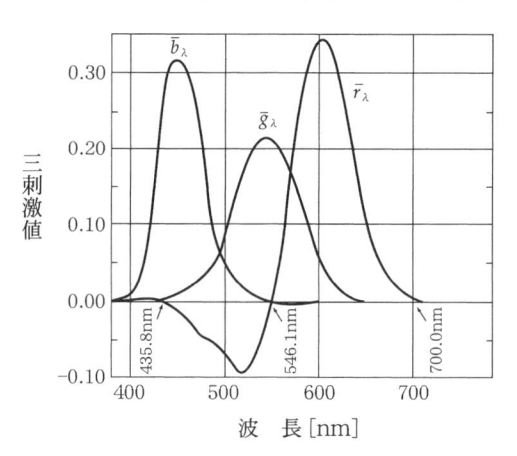

図 3・7　CIE の RGB 表色系スペクトル3刺激値曲線

表色系（XYZ color specification system）とよばれ，現在もっとも広く用いられている．X, Y, Z と R，G，B は次の関係にあり，明るさは Y だけで決まる．

$$X = 2.7689\text{R} + 1.7517\text{G} + 1.1302\text{B}$$
$$Y = 1.0000\text{R} + 4.5907\text{G} + 0.0601\text{B} \qquad (3 \cdot 6)$$
$$Z = \phantom{1.0000\text{R} + {}} 0.0565\text{G} + 5.5943\text{B}$$

いま，$S = X + Y + Z$ とおき，

$$x = \frac{X}{S} \quad y = \frac{Y}{S} \quad z = \frac{Z}{S} \qquad (3 \cdot 7)$$

とすると，すべての色は (x, y, z) を座標（色度座標）とする3次元空間にプロットされることになるが，式$(3 \cdot 7)$より $x + y + z = 1$ であるから，x, y, z のいずれか二つを座標とする2次元空間に表現できる．これらのうち (x, y) を座標に色光を表現したものが図3・8（a）に示す **xy 色度図**（xy chromaticity

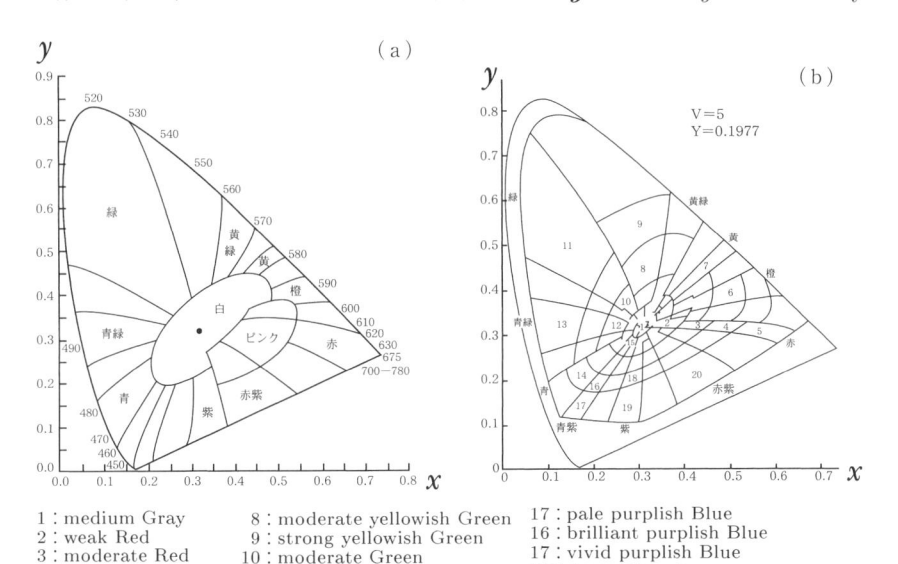

```
1 : medium Gray          8 : moderate yellowish Green   17 : pale purplish Blue
2 : weak Red             9 : strong yellowish Green     16 : brilliant purplish Blue
3 : moderate Red        10 : moderate Green             17 : vivid purplish Blue
4 : strong Red          11 : vivid Green                18 : strong Purple
5 : vivid Red           12 : moderate Blue Green        19 : vivid Purple
6 : dark Orange         13 : vivid Blue Green           20 : vivid Red Purple
7 : light olive Brown   14 : strong Blue
```

図 3・8 開口色（a）および表面色（b）の xy 色度図
　　表面色のそれぞれの領域の色名に対する和名は定められていないので，各領域に与えられている英名の例をいくつかの領域について示した．

diagram）である．

　以上は，一定の口径内に与えた色光を刺激として受けたときの色感覚を心理物理的に客観表現したものであり，**開口色**（aperture color）とよばれている．

　これに対して，日常経験する物体の表面からの反射光による色は**表面色**（surface color）とよばれており，一般には表現が難しい．しかし，ある一定の照明条件のもとで一様な色の表面から反射してくる光による色については，心理物理的に客観的な表現ができる．このような表面色を表現する表色系がいくつか提案されている．そのうち，もっともよく用いられているものが**マンセル**（Munsell）**表色系**である．

　マンセル表色系では，**明度**（lightness），**色相**（hue），**彩度**（saturation）という三つの属性で色を表現する．明度とは明るさのことで，白（value = 10）から黒（value = 0）までの間に感覚的に等間隔になるように，9段階の灰色を設定している．色相とは，いわゆる色あいのことで，赤（R），橙（YR），黄（Y），黄緑（GY），緑（G），青緑（BG），青（B），青紫（PB），紫（P），赤紫（RP）の10色を円環状に並べ，さらに一つの扇状の領域を感覚的に等間隔になるよう

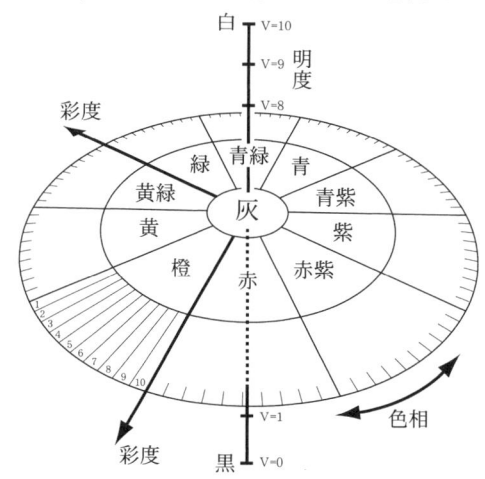

図 3・9　マンセル表色系の3次元色空間
　　　明度（V）は 0（黒）から 10（白）までの間が 10 分割されている．
　　　色相（H）は大きく 10 に分けられ，それぞれがさらに 10 分割されている．彩度（C）は偶数で，無彩色（0）を中心に 2 から 12 までの六つの値で示される．

10分割して番号を与えている（図3・9）．残る彩度とは，色の鮮やかさの度合いである．マンセル表色系では，図3・9に示すように明度を縦軸にとり，それと直交する面上の方角に色相を，軸からの距離に彩度をとった3次元空間に色を立体的に表現した．このような表面色の色の名前（色名）は明度によって変わるが，心理物理的に開口色との対応付けも可能で，明度5（$V=5$）の表面色の色名をxy色度図上に表すと図3・8（b）のようになる．

3・2・2 網膜の色情報処理機構

19世紀に色の見え方に関する二つの主要な学説が提出された．その一つは解剖学者のYoung（1802）によって提唱され，後に心理・物理学者のHelmholtzによって体系化された**3色説**（trichromatic color theory；Young-Helmholtz theory）である．この説では，網膜に分光感度特性が異なる3種類の受容器が存在し，それらの反応の程度によって違う色が知覚されると考える．すでに図3・3に示したように，近年ヒトの網膜に存在する3種類の錐状体の分光感度特性が実測され，光電変換過程に3色説があてはまることが示された．

もう一つは心理学者のHeringによって提唱されたもので，**反対色説**（opponent-color theory）とよばれている．Heringは，スペクトル色に赤と緑，青と黄という互いに対立する2組の独立な色があり，すべての色はこれら四つの色が適当に混ざりあったものであると主張した．この関係を説明したものが図3・10に示すHeringのカラーサークルである．それぞれ同時に知覚されることはな

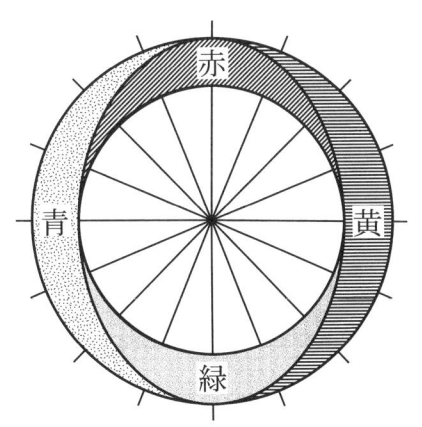

図3・10　Heringのカラーサークル

い赤と緑，青と黄は，円環の上下および左右に配されている．赤から時計回りに進むと，赤成分が減少すると同時に黄成分が増加し，途中橙を経て純粋な黄となる．さらに進むと黄成分が減少しながら緑成分が増加して黄緑を経て純粋な緑となり，次には青緑を経て青となり，さらには赤紫を経て赤にもどる．

Heringのカラーサークルは，前項に述べたマンセルの表色系と共通点があり，色の感覚をよく捉えたものになっている．では，なぜ3種類の錐状体で光電変換された信号が，このように対立する色が円環の反対側に配置されるような感覚を生むのだろうか．この疑問に対する解答が，網膜神経節細胞の受容野の性質に発見されている．

3・1・5項に述べたように，ネコの網膜神経節細胞は受容野の性質でオン中心型のX細胞，Y細胞，オフ中心型のX細胞，Y細胞などに分類され，色光に対する反応には差が見られない．夜行性のネコには錐状体が1種類しか存在しないため，明暗の違いが視覚情報の源になっているのである．ところが，マカクザル（ニホンザルなどが含まれる東洋のサル類）の網膜神経節細胞の受容野には，表3・1に示すように光の波長で違う反応を示すものが多種類存在する[20]．それらの大部分がネコのX細胞，すなわち空間コントラストの検出をしている細胞に相当している．

たとえば，ネコのオン中心型X細胞では受容野中心部に与えた"光"で興奮，周辺部に与えた"光"で抑制だったところが，サルでは中心部に与えた"赤"で興奮，周辺部に与えた"緑"で抑制というように，与える光の色に選択性をもつ．このような受容野をR^+/G^-と表す．興奮反応をもたらす色と抑制反応をもたらす色の組み合わせは，R（赤）とG（緑），Y（黄）とB（青），GとM（マゼンタ），RとC（シアン）のように反対色的な組み合わせになっている．すなわち，視細胞の光電変換過程では3色説に相当する情報変換が採用されており，その信号を受けとる網膜神経節細胞では反対色説的な情報変換を採用していることになる．しかし，網膜神経節細胞の受容野の性質は，それだけで色感覚を説明できるまでに完成されているわけではない．さらなる処理が脳内で進み，色感覚が生じると考えられる．

表3・1のW^+/W^-型，W^-/W^+型（Wはwhiteの略）に分類されている細胞は，ネコのY_{ON}細胞，Y_{OFF}細胞に相当し，視覚的運動を検出する細胞と

表 3・1 マカクザルの網膜神経節細胞の受容野の種類
(De Monasterio と Gouras[20] の知見をまとめたもの)

		受容野の例と中心の大きさ	色光に対する反応特性の組合せの種類(中心/周辺)	スポット光に対する反応パターンとX,Y分類	網膜上の分布位置	発見される割合
反対色型	中心―周辺拮抗型	(0.06〜0.12°)	$R^+/G^-, R^-/G^+$ $G^+/R^-, G^-/R^+$ $R^+/C^-, R^-/C^+$ $G^+/M^-, G^-/M^+$ $Y^+/B^-, Y^-/B^+$ $R^+/Y^-, B^-/Y^+$	持続反応 X細胞に相当	中心部	61%
	空間非分離型	(0.2〜0.3°)	R^+G^- Y^+B^- Y^-B^+	持続反応	中心部	2%
弱反対色型	中心―周辺拮抗型	(0.1〜0.15°)	$Y^+/R^-, Y^-/R^+$ $Y^+/G^-, Y^-/G^+$ W^+/M^-	一過性反応	中心近傍	4%
非選択型	中心―周辺拮抗型	(0.12〜2°)	W^+/W^- W^-/W^+	一過性反応 Y細胞に相当	周辺部	24%
	空間非分離型	(0.3〜0.7°)	W	一過性反応	均一	6%
				運動刺激に反応	均一	3%

みなされる．動きの情報の検出には波長の区別は用いられていないことを意味している．

3・3 視覚中枢の階層構造と機能分担

周囲の状況を視覚的に認知するには，眼からの情報を適切に処理する脳の視

覚中枢が動作している必要がある．では，**視覚認知**（visual perception）とは脳のどこで，どのようなしくみで起こるのだろうか．古くからの心理学的考察や脳の部分的損傷で生じる機能障害の観察を通じて，視覚認知には二つの側面，すなわち**対象（物体）認知**（object perception）と**空間認知**（space perception）という互いに独立な機能があるとされている．サルを用いた近年の視覚中枢の研究で，この二つの認知情報処理のためのかなり独立な神経経路の存在が明らかになってきている．

3・3・1 視覚中枢の階層構造と情報の流れ

眼が正常に働いているだけでは見えることにはならない．視覚的認知が生じるには，網膜から送られてくる情報を内容別に整理・処理する視覚中枢の働きが必要である．そこで，まず網膜から視覚中枢へ情報が送られる神経経路をみてみよう．

網膜神経節細胞でコードされた明るさや波長の空間コントラストや時間変化と，それらが生じている網膜上の（視野上の）位置の情報は，それらの細胞から伸びる視神経線維で脳に送られるのであるが，いったん**外側膝状体**（lateral geniculate body；LGB または LGN と略称される）とよばれる中脳の神経核で中継される．左右の眼から出る視神経線維は**視神経交叉部**（optic chiasma）を通るが，左眼の左視野に対応する部位から出る視神経線維は交差し，右眼の左視野に対応する部位から出る視神経線維は交差せずに右の外側膝状体に送られ，左右眼の右視野に対応する部位から出る視神経線維は同様に左の外側膝状体に送られる（図 3・11）．このような投射関係になっているのは，左右眼それぞれに投影された同一物体の像の対応関係の処理に便利なためと考えられる．

それぞれの外側膝状体からは同じ側の**第一次視覚野**（V1 野，visual cortex, striate cortex，17 野などのよび方がある）に神経線維が送られるので，視野の左半分は右の V1 野に，右半分は左の V1 野に投影される結果になる（図 3・11）．各半視野上で隣り合った位置は V1 野でも隣り合った位置に投影される．このことを脳の上に**視野再現**（網膜地図；retinotopy）があるという．左右の V1 野からは，脳の両半球を繋ぐ**脳梁**（corpus callosum）とよばれる神経線維の束を通じ反対側の V1 野に情報が送られ，左右視野の連続性が保たれるもの

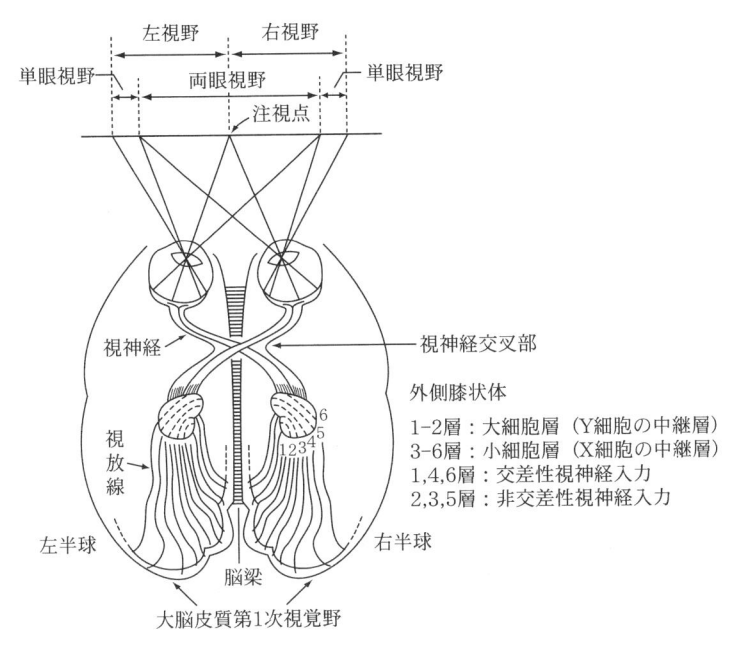

図 3・11 網膜から第1次視覚野（V1野）に至る神経投射経路

と考えられる．

　V1野から直接・間接に入力を受ける高次視覚中枢は多くの小領野に分けられることがサルで明らかにされた[21]（図3・12(a)）．各々の小領野の区分は，細胞の並び方や神経線維の走り方あるいは入出力神経結合の相手先などの解剖学的相違，固有の視野再現，細胞の反応選択性の特徴などに基づいてなされたものである．これらの小領野の機能がすべて明らかになっているわけではないが，階層的に進むかなり独立な二つの情報処理の流れがあることがわかってきた．その部分だけを抜きだして示すと図3・12(b)のようになる．二つの流れの一つは **V1野** → **V2野** → **V4野** → **PIT野** → **AIT野**の直列的連鎖に沿うパターンの色および形の情報の分析・統合であり，もう一つの流れは **V1野** → **MT野** → **MST野** → **7a野**の直列連鎖に沿うパターンの運動や空間的位置関係に関する情報の分析・統合である．これらの流れは，ちょうど認知の二つの側面，すなわち見ているものが何であるかを知る**対象認知**（object perception）と，それがどこにあるかを知る**空間認知**（space perception）に対応する．

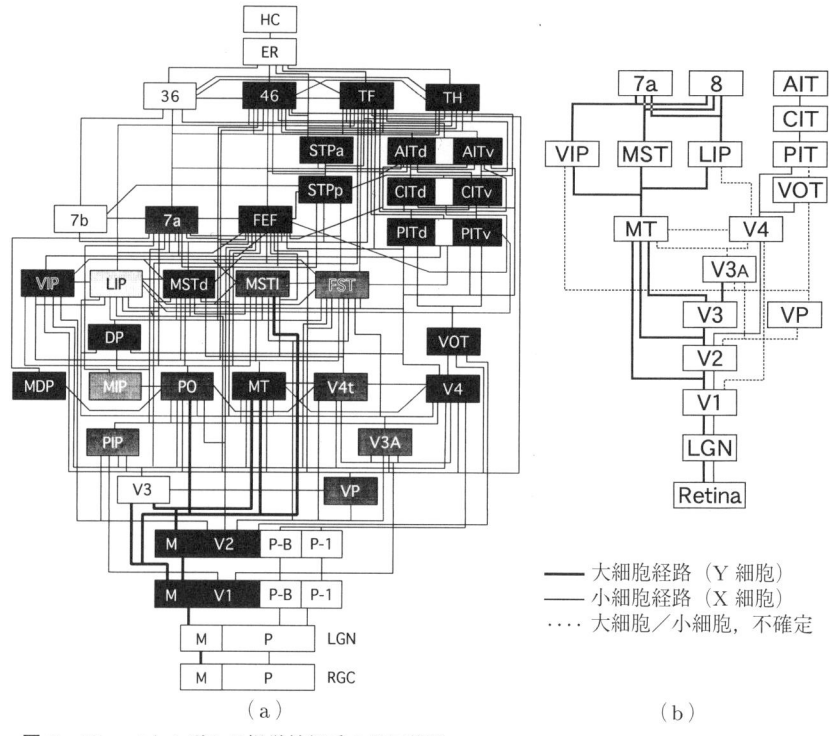

図 3・12 マカクザルの視覚神経系の階層構造

(a) Felleman と Van Essen[21] により報告された階層構造（筆者改変）
(b) 研究が進んでいる空間視系と形態視系の主要経路

RGC, Retina：網膜神経節細胞，LGN：外側膝状体，M：大 (Y) 細胞経路，P：小 (X) 細胞経路，V1：第1次視覚野，V2：第2次視覚野，V4：第4次視覚野，MT：MT 野，MST：MST 野，そのほか，数字やアルファベットの記号は脳における位置などから各領野に与えられた名称の略称．結線に矢印がつけられていない理由は，すべて双方向結合であることを意味する．

この二つの情報の分離の源は網膜の X，Y 細胞にある．ヒトと同様にマカクザルの外側膝状体は6層構造をもつが（図3・11参照），網膜の X 細胞の情報は，**小細胞層**（parvocellular layer）とよばれる外側の四つの層にある小型の細胞（P 細胞）で中継され，網膜の Y 細胞の情報は，**大細胞層**（magnocellular layer）とよばれる内側の二つの層にある大型の細胞（M 細胞）で中継される．したがって，小細胞層の細胞は機能的には X 細胞に対応し，空間分解能が高く，

色に対する選択性をもつものが多い．大細胞層の細胞は機能的にはY細胞に対応し，空間分解能は低く，色に対する選択性ももたず，もっぱら動きの情報を伝えていると考えられる．小細胞層からの情報と大細胞層からの情報はV1野の別々の部位に送られ，そこからさらにV2野への情報の送り先も分かれている[22]．そして，V1，V2野からV4野への神経結合はおもに小細胞系の情報を受けとる部位から，MT野への神経結合はおもに大細胞系の情報を受けとる部位からなされているという（図3・12（b））．

　形態知覚は時間分解能は低いが空間分解能は高く，逆に視覚的運動の知覚は空間分解能は低いが時間分解能は高いという心理学的な観察は，V4野–IT野系が形態認知，MT野–7a野系が視覚的運動を手がかりにした空間認知に関与するとの考えと一致する[22]．

　以下に，V1野から視覚高次中枢に至る階層的視覚経路において，どのような情報処理が行われているかについて，詳しくみてみよう．

3・3・2　第一次視覚野（V1野）の構造と機能

　HubelとWieselによる一連の研究で，V1野の細胞の多くが**方位選択性**（orientation selectivity）を示す受容野をもつことが明らかにされた[23]．方位選択性とは，小さな点刺激にはあまり反応せず，ある長さの線分が特定の傾きをもって受容野に与えられたときに強い興奮反応を示すという性質である．最大興奮を引き起こすための線分の方位（最適方位）は細胞によって異なり，視野の局所ごとに全方位をカバーする細胞のセットが存在する．HubelとWieselは，このような細胞セットは対象の形を知るための輪郭線の局所的分析をしていると考えた．

　方位選択性細胞は，さらに**単純型細胞**（simple cell）と**複雑型細胞**（complex cell）に分けられている．単純型細胞は細長い興奮野と抑制野がある傾きで接して並んでいる狭い受容野をもつので（図3・13（a）），線分の方位と視野上の位置を抽出することができる．複雑型細胞の受容野はやや広く，興奮野と抑制野は重畳しており（図3・13（b）），線分の方位さえ個々の細胞の最適方位に一致させれば，受容野の中のどの位置に呈示しても反応する．すなわち複雑型細胞には位置の多少のずれを吸収して方位を検出する機能がある．

a：単純型細胞の受容野
b：複雑型細胞の受容野
c：超複雑型細胞の受容野
受容野の両端の短い線は方位軸を示す．

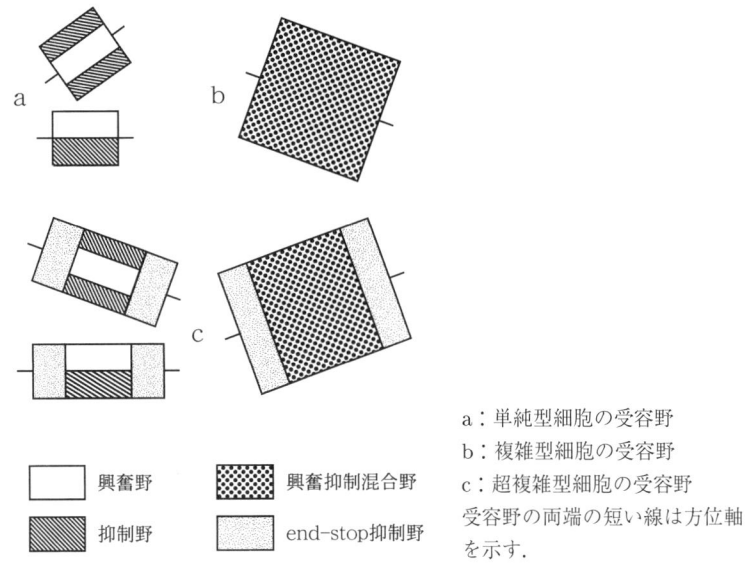

興奮野　　興奮抑制混合野
抑制野　　end-stop抑制野

図3・13 V1野の細胞の受容野の構造

図3・14に示すように，単純型細胞の受容野の性質はいくつかの外側膝状体の細胞からの入力を統合することによりできあがり，複雑型細胞のそれはいくつかの単純型細胞からの入力を統合することによってできると考える**階層的統合仮説**（hierarchical integration hypothesis）がHubelとWieselによって提案されている．単純型，複雑型細胞には，興奮野の両側または片側にもっぱら抑制だけをもたらす領域が接している受容野構造をもつ**end-stopped型細胞**がある（図3・13（c））．このような細胞は，線分の方位だけではなく，長さや線分の屈曲部の曲率をコードすることができる．これらの知見は，4・3・3項で述べる自己組織能力を備えるパターン認識モデル"ネオコグニトロン"に用いられる特徴抽出細胞（4・2節参照）として取り入れられている．

　方位選択型細胞の多くは左右両眼から興奮入力を受ける．そして網膜の中心に対する左眼と右眼の受容野の位置がほぼ一致している細胞がいちばん多い．これらの細胞の多くは単眼刺激に十分強く反応するが，中には単眼刺激にはほとんど反応せず，左右の眼に水平視差がゼロ付近の特定の値をもつ刺激を与えたときにはじめて興奮または抑制の反応を示すものがある（**tuned excitatory**

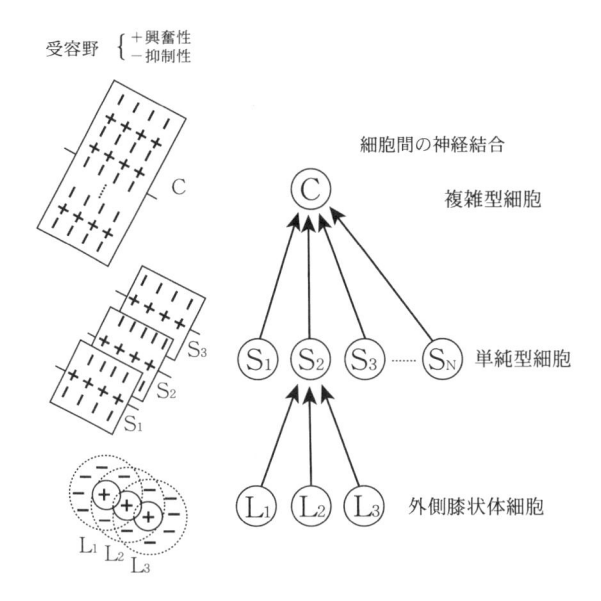

図 3・14 外側膝状体細胞の同心円型受容野から V1 野の複雑型細胞の受容野をつくるための階層的統合仮説

cell, **tuned inhibitory cell**[24])．このような細胞は注視面付近の特定の奥行きにある線分にのみ反応する．

　このほかに注視面より遠くにある線分にのみ反応する細胞（**far cell**），それより近くにある線分にのみ反応する細胞（**near cell**）がある[24]．このような選択性は，細胞に対する左眼入力と右眼入力の受容野の位置が少しずれているためにできあがる．視覚対象のおおまかな奥行きの関係は far cells と near cells の活動の程度で表現され，注視面付近でのパターンの微妙な奥行きの違いは tuned excitatory, tuned inhibitory cells の活動で表現されていると考えることができる[25]．

　サルでは，方位無選択型細胞の多くは光の波長に選択性を示す．それらの多くは外側膝状体にみられる波長選択性細胞の二つの型，すなわちⅠ型とⅡ型[26]に似た性質を示す．Ⅰ型は網膜の反対色的 X 細胞と同様に受容野中心部と周辺部で R^+/G^- のような拮抗構造をもつ．Ⅱ型の受容野には空間的拮抗関係はなく，そのかわり受容野内のどの部位でも R^+G^- のように色刺激に対して拮抗反

応を示す．V1野に初めて見つかる型は次の二つである．その一つは変形II型とよばれ，受容野の中心部はII型の性質を示し，その周辺に波長によらずに抑制をもたらす周辺機構が備わっている細胞である[27]．もう一つは受容野が二重の反対色構造（たとえば R^+G^-/R^-G^+ など）となっている細胞[28]，(**二重反対色細胞**（double opponent color cell），表3・2参照）であるが，従来この型と考えられていた細胞の多くは，変形II型を誤認したものである可能性が指摘されている．V1野では真の二重反対色細胞は1%程度であろうと考えられて

表3・2 マカクザルのV1野にみられる色選択性受容野
（Michaelによる一連の研究[29]〜[31]の知見をまとめたもの）

分類	受容野の構造	皮質内存在部位
同心円型	2重反対色的中心—周辺拮抗構造	IV層
単純型	2重反色的方位選択構造	IV層
複雑型	色光選択的興奮・抑制混合型方位選択構造	II〜III層 V〜VI層
超複雑型	色光選択的興奮・抑制混合型方位および長さ選択構造	II〜III層 V〜VI層

3・3 視覚中枢の階層構造と機能分担

いる[27]．これ以外に，方位選択性と色に対する選択性を合わせもつ細胞の存在も報告されている[29)~31)]（表 3・2）．このように，色に関する情報処理も網膜から V1 野まで少しずつ進んでいることは明らかである．

V1 野には，上に述べたいろいろな受容野の性質をもつ細胞がどのように配列されているのだろうか．近年，神経細胞の活動を光学的に観測する技術が開発され，皮質の表面に沿った平面内での配列についてはこの問に答えられるようになった．すなわち，見せる刺激を変えながら V1 野表面の観察領域内の活動強度の違いを計測し，それを画像処理することにより機能の分布地図をつくるのである[32)]．たとえば，縦縞を見たときに強く活動している領域，横縞を見たときに強く活動している領域というように，観察領域を色分けしていく．図 3・15 はそのような研究結果を参考につくった，マカクザルの V1 野の機能的構造の模式図である．皮質表面に沿ってある方向には，左眼からの入力が優位な細胞と右眼からの入力が優位な細胞とが交互に並んでいる．最適方位の配列の仕方には二つの特徴がある．その一つは，たとえば図 3・15 の B–C 間のように最適方位が規則的に変わるように細胞が配列されている場所で，**線形領域**（linear zone）とよばれている．線形領域は眼球優位性が変わる境界線に分布

V1 野の表面に沿って，右眼からの入力を強く受ける部位と左眼からの入力を受ける部位が交互に並ぶ細胞配列と，方位選択性が変わる細胞配列とがある．深さ方向には，第 4 層を除き皮質表層の細胞と似た選択性を示す細胞が並んでいる．この細胞配列をコラム構造とよぶ．約 0.5 mm 四方の皮質領域（A–B–C–D）に，視野の微小領域に受容野をもつ眼優位性コラム（R：右眼優位性コラム，L：左眼優位性コラム）と方位選択性コラムがセットになって存在する．

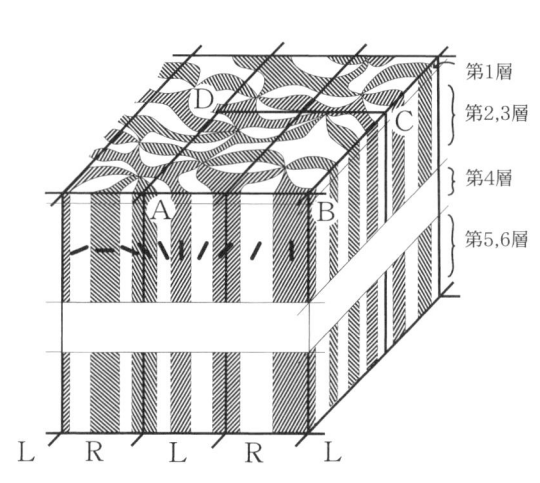

図 3・15 V1 野のコラム構造
（Obermayer と Blasdel[32)] の知見に基づき，筆者作成）

する傾向が強い．もう一つは**特異点**（singularity）とよばれ，選択する方位の異なる細胞の分布領域が風車の中心のように1点に集まる場所で，眼球優位性バンドの中央に位置する傾向が強いという．

深さ方向の配列については，電極を用いて1個1個の細胞の活動を記録する従来の方法で調べられている．その結果，深さ方向には眼球優位性および最適方位の等しい細胞が並び，いわゆる機能柱（**コラム**（column））を形成していることが知られている．この構造を**コラム構造**（columnar organization）という．方位無選択性で波長選択性をもった細胞の集まりも，この中に点在しており，チトクローム酸化酵素（CO）を染めだす染色をほどこすと，その領域が"しみ"のように見えるので，**COブロブ**（CO blob）とよばれている[28]．

視野上のそれぞれの局所領域について，左眼と右眼に優位性をもち，方位分析および波長分析を行う細胞集団を単位モジュールとみなせば，一つのモジュールが受けもつ視野上の領域は視野の中心部ほど狭い．すなわち，視野周辺部に比べて圧倒的多数のモジュールが高分解能が要求される視野中心部の分析にあてられている．つまりV1野の視野再現は，視野中心部ほど広い面積を占めるような座標変換を受けている．

V1野は細胞の形や密度，神経線維の走行の違いなどにより6層に分けられる．層の違いは入力の種類の違いや出力の送り先の違いに対応する（図3・16）．以上を総合すると，V1野は，色，線分の方位，長さ，位置，奥行きなど，パターンを構成するいろいろの特徴を抽出・整理し，次のステージに振り分けて供給する情報分配センターとしての機能を果たしていると考えられる．この考えを**特徴抽出仮説**（feature extraction hypothesis）という．視覚野の研究の多くは，この視点に立って進められている．また，福島によって提案されているパターン認識モデル"ネオコグニトロン"もこの仮説に基づいている（4・2節，4・3・3項参照）．

方位選択性をもつ細胞の受容野の幅は細胞によって異なるので，これらの細胞は明るさの空間正弦波の周波数（縞の粗さ）に対しても選択性を示す．そこで，V1野は最適空間周波数の異なる多数のフィルタを用意し，明るさの2次元フーリエ分析をしているという考えもある．これは**チャネル仮説**（channel theory）とよばれている[33]．なお，LehkyとSejnowski[34]は，Rumelhartら

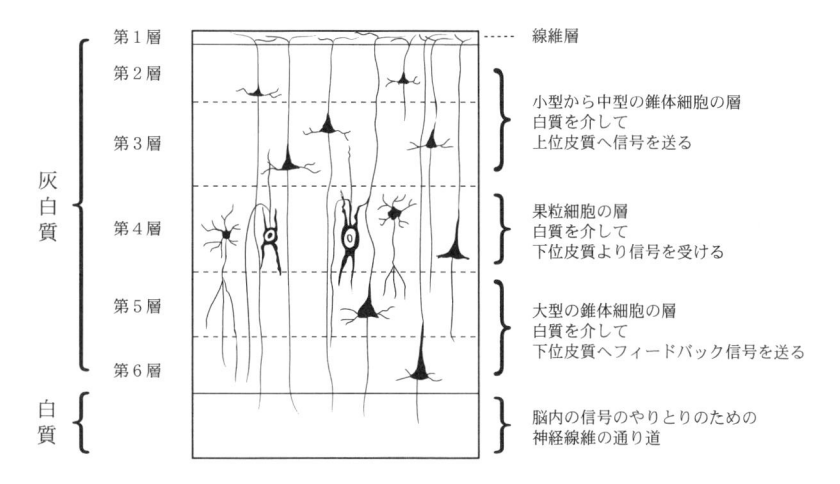

3・3 視覚中枢の階層構造と機能分担　**43**

```
灰白質 ┤ 第1層 ┤                    ┤ ⋯⋯ 線維層
       │ 第2層 │                    ┤
       │ 第3層 │                    ┤ 小型から中型の錐体細胞の層
       │       │                    │ 白質を介して
       │       │                    │ 上位皮質へ信号を送る
       │ 第4層 │                    ┤ 果粒細胞の層
       │       │                    │ 白質を介して
       │       │                    │ 下位皮質より信号を受ける
       │ 第5層 │                    ┤ 大型の錐体細胞の層
       │ 第6層 │                    │ 白質を介して
       │       │                    │ 下位皮質へフィードバック信号を送る
白質   ┤       │                    ┤ 脳内の信号のやりとりのための
                                     神経線維の通り道
```

図 3・16　大脳皮質の基本的層構造
　　第4層は階層的に下位にあたる領域（V1野の場合は外側膝状体）からの入力を受けとる層で，おもに顆粒細胞で占められている．第2, 3層，第5, 6層は出力層で，おもに錐体細胞で占められている．第2, 3層は上位脳に向けてのフィードフォワード信号を，第5, 6層は下位脳（V1野の場合は外側膝状体や上丘）へのフィードバック信号を送る．

が提唱したバックプロパゲーション法（4・3・2項参照）という学習法を取り入れた3層の神経回路モデルをつくり，陰影から物体表面の凹凸を判断させると，中間層の'神経素子'はV1野の単純型細胞に，出力層の'神経素子'は複雑型細胞にその性質が似てくることを示している．

3・3・3　V1野の可塑性

　刺激パターンに含まれる特定の特徴に選択的に反応するというV1野の細胞の性質は，多くの細胞では遺伝情報によって生得的に決まっているのではなく，生後の視覚経験（学習）を経て決まることが明らかになっている．

　方位選択性も視覚経験によって決まる性質の一つである．生後3〜4週の時期に縦縞だけを見せて育てた仔ネコのV1野には，縦の方位に選択性を示す細胞以外は見あたらなくなる．縦縞と横縞を見せて育てると，V1野の細胞の方位選択性は縦と横に集中する[35],[36]．また，一定方向にのみ動く視覚刺激だけを与えて育てた仔ネコのV1野の運動方向選択性は，経験した方向に一致するとい

う報告もなされている[37]．

このような反応選択性の可塑的変化は，頻繁に信号が送られてくるシナプスの伝達効率が高まることにより生じると考えられている．ネコでは，このような可塑的変化が起るのは，生後3週目から4か月の間に限られており，成熟した後には起らないことが実験的に示されている．この可塑的変化を受ける時期を**感受期**（sensitive period）または**臨界期**（critical period）とよんでいる．

可塑的変化が生じるのための条件（アルゴリズム）や物質的背景についてはいくつかの仮説も出され，精力的に研究されている．アルゴリズムとは，言い換えれば学習法則であり，心理学者 Hebb（1949）が初めて学習則を発表して以来，いくつかの学習則が提案されている（4章参照）．また，可塑性の物質的背景に関しては，解説書[38]に詳しい紹介がなされている．

さて，ネコのV1野の感受期は生後3週目から4か月ごろまでという短い期間に限定されているが，サルのV1野の可塑性は長期間保証されていることが，左右反転眼鏡を着装して生じる視野の左右逆転への適応実験の結果から予想される．すなわち，成熟したサルでも左右逆転視野に適応でき，その個体のV1野には，通常は存在しない同側視野に受容野をもつ細胞が観察されたという[39]．このことは，可塑性が単に既存のシナプスの伝達効率の変化に支えられているだけではなく，必要によっては神経線維の終末の分岐伸長という大規模な神経結合の変更によっても実現されうることを示している．種によっては，その生存寿命の短さや，生活様式から要請される情報処理がステレオタイプであることに相応して，シナプスにおける可塑的変化の感受期は生後のある短期間に限られる可能性はあるとしても，ヒトでは認知や判断といった高次機能を司る脳の部位の可塑性が一生保証されていることは疑いない．いずれにせよ，経験に即して神経情報処理に適応的変化が生じるという事実は，脳が神経結合の変化を通じて個々の神経素子の機能を変化させる学習機能をもつ情報処理システムであることを示している．

3・3・4　V4野における情報処理

V1, V2, V3野はV4野，MT野の双方と直接の神経結合で結ばれており（図3・12），情報分配センターの役割を果たしている．これらの領野のうち，比較

的研究が進んでいる V4 野について情報処理の様子をみてみよう．

V4 野（area 4）の特徴の一つは，色に選択性を示す細胞の性質が V1 野の波長選択性細胞とかなり違っていることである[40]．まず，V1 野の細胞のほとんどが 445 nm（青），535 nm（緑）あるいは 570 nm（赤）付近の光に反応の極大を示すのに対し，V4 野にはそれらの間の波長の光や二つ以上の波長の光を混ぜた混合色に反応の極大を示す細胞も存在する．

また，多くの色の色紙をモザイク状にちりばめた刺激（オランダの抽象画家 Mondrian の絵にちなんでモンドリアンパターンとよばれる）を用いて V4 野の細胞の反応特性を調べると，ある細胞は照明光のスペクトル特性を大幅に変えても（したがって反射光のスペクトル成分が大幅に変わっても）特定の色の紙片の部分が興奮性受容野に入ったときにのみ反応したという．この反応特性は，興奮性受容野の中とその周囲からの反射光のスペクトル成分を比較することによって初めて獲得されるものと考えられる．ローソクの光のもとでも蛍光灯の光のもとでも赤いものは赤いと見ることができるのは（**色の恒常性**，color constancy），このような細胞からの情報にもとづいて色が知覚されるためと考えられる．

このほかに，V4 野には縞の細かさ（空間周波数）が興奮性受容野の内外で違っているときのみ反応する細胞も見つかっている．これらのことから，V4 野でとられている情報処理の基本戦略の一つは，いろいろなパラメータについて興奮性受容野の中とその周囲との比較を行い，その違いを情報として取りだすことであるといえる．脳では，パターンの境界を決めている明るさ，色，テクスチャの空間的不連続部の分析が，別々の部位で並列に行われているのである．

3·3·5　IT 野における対象の情報表現

さて，V4 野から神経線維の投射を受けとる **IT 野**（inferior temporal area, 下部側頭皮質）のうちでも，前半部である **AIT 野**（anterior part of IT）に限局した皮質の破壊は，パターンの大きさ，明るさ，色などの要素的な側面の知覚には障害を与えないが，視覚的再認（以前見たことがある物体の認識）には重い障害を与えることから，AIT 野は視覚的認識の場であると考えられている[41]．そのような巨視的知見に対応して，円，三角形，正方形，十字などの図形を区

別するように訓練されたサルのAIT野には，それらの抽象図形に選択的に反応する細胞が見つかる．また，少ないながら顔や手といった複雑なパターンにのみ反応する細胞もAIT野に見つかっている．

さらにAIT野から入力を受ける**上側頭溝皮質**（STP野：superior temporal polysensory area）の一部には顔に選択的に反応する細胞が集まっていることも明らかになった．そのような細胞と顔の認知との対応関係に関して，多くの細胞の反応の横断的パターンが特定の顔の認識に対応するとする**分散表現仮説**（distributed representation hypothesis, population coding hypothesis）が提案されている[42),43)]．しかし，これだけでは一般の視覚対象がIT野にどのように情報表現なされているかが判然としない．そこで筆者らは，IT野での一般的な情報表現のなされ方を知るための実験を行った[44)]．

これまで調べたところでは，V4野に近い**PIT野**（posterior part of IT）の細胞の受容野の性質は単純で，V4野あるいはもっと下位の領野の細胞に見つかる性質とあまり変わりがない．すなわち，ある細胞は1本の線分の方位に，別の細胞は色に選択性を示すというように，単一のパラメータに選択性を示す．下位の領野の細胞との違いはといえば，定量的な比較を行ったわけではないが，受容野がやや広くなっているように見えることぐらいであろう．

一方AIT野の細胞のほとんどはそのような単純な刺激には反応しない．どのようなパターンに選択性を示すかを調べるため，実験者の顔や手のほか，マネキン人形，いろいろな動物の縫いぐるみ，本物そっくりの果物や野菜のプラスチックモデルなど，複雑な3次元物体を刺激として用いてみると，サンプルされた細胞の約2/3は，これらの物体のいずれかに選択的に反応した．このことは，たとえばある細胞はリンゴを，別の細胞はバナナをというように，パターンごとにそれを認識する認識細胞が脳には存在するとする**認識細胞仮説**（gnostic cell hypothesis, grandmother cell hypothesis）を支持するかにみえる．

しかし筆者らは，あえてこれと対峙する**分散表現仮説**を支持するものと考えたい．その理由は次の2点である．第一に，これらの細胞が反応した3次元物体に含まれているいろいろな2次元部分パターンをつくり，それに対する同じ細胞の反応を調べたところ，ほとんどの細胞にとって，それを興奮させるに必要な視覚刺激は，たとえばリンゴやバナナといった物体そのものではなく，い

くつかのパラメータの組み合わせでつくられる比較的単純な2次元パターンに帰着されたからである．その一例を図3・17に示す．この細胞は，トラの縫いぐるみの頭の部分を見せたときに反応したが（図3・17A），反応を極端に減少させない最も単純なパターンは，同図Fに示すような2次元白黒図形の組み合わせであった．

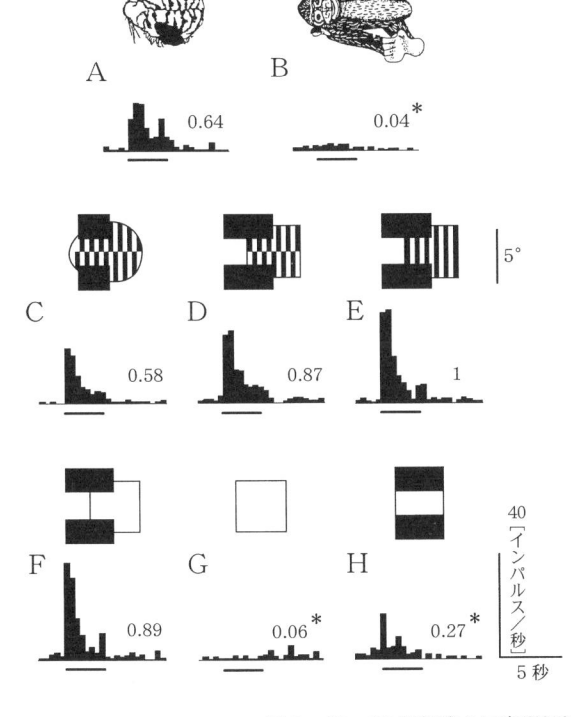

この細胞は，トラの縫いぐるみの頭の部分を上から見たパターン（A）に反応し，50個ほど用意したその他の3次元物体には反応を示さなかった（Bはその例）．この細胞を反応させるための必要十分パターンを知るため，C～Hに示すように紙細工で少しずつパターンを単純化していくと，Fに示す白黒の方形の組み合わせパターンに帰着した．反応ヒストグラムの右端に添えた数字は，最大反応（E）で正規化した反応強度．

図3・17 IT野細胞の反応選択性の例

第二に，ピックアップしたAIT野の細胞の過半数が，用意した50種類ほどの物体のどれかに反応を示したことである．認識すべき物体は無数に存在するので，たまたま用意した物体が細胞の認識すべき物体と一致する確率は非常に低いと考えられるのである．

顔や手に選択的に反応した細胞を除き，AIT野の細胞の反応選択性は図3・

18に示すように2群に整理することができる．Aは方位の違う線分の組み合わせで説明できる三角形，方形，円，星型などの単一の形あるいはそれらの組み合わせが反応誘発刺激となっている細胞，Bは単一の形が特定の色，特定のテクスチャを伴っていなければならない細胞である．B群の細胞を，形と色やテクスチャを統合している細胞とみることもできるし，色やテクスチャの不連続

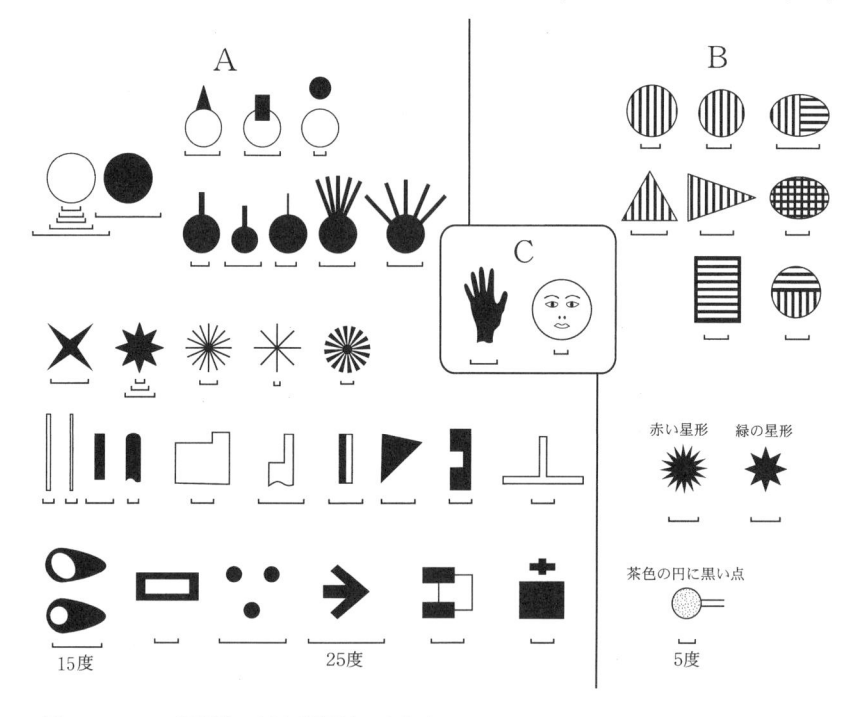

図3・18 IT野細胞の反応選択性のまとめ
　　グループA：円，三角形，方形などの形とそれらの組み合わせが必要十分条件と解釈されるもの．
　　グループB：形とテクスチャや色の組み合わせが必要十分条件と解釈されるもの．
　　グループC：手や顔に見えるパターンに選択性を示す細胞．手と顔は例外らしく，それらしく見えるパターンでなければ反応しない細胞がIT野に存在する．3次元パターンである必要はなく，また色も必要としていない．顔に反応する細胞は，ヒトとサルの顔に区別なく反応した．
　　パターンの下に添えたスケールは，最適なパターンの大きさを細胞ごとに視角であらわしたもの．

を手がかりに形を切りだしている細胞とみることもできる．後者の見方は，視覚前野でいろいろなパラメータがかなり独立に分析されていることから考えても十分にありうる．

いずれにせよ，これらのことから導かれる結論は，AIT野では，視覚パターンを構成する個々の図形要素を識別するための情報の統合と，複数の図形要素間の関係を記述するための情報の統合が起こっていること，その統合の程度は物体の概念を一つの細胞の活動で表現するほど複雑ではなく，むしろ個々の細胞の活動は物体の部分パターンを表現していると考えられることの二つである．田中は，このような知見に基づき，AIT野に表現されている情報は物体認識のための一種のアルファベットではないかとの考えを提出している[45]．日本語では50音の組み合わせで無限の単語を表現していることを考えると，AIT野に200個にのぼるアルファベットを用意しておけば，どれだけ多くの種類の物体が存在しようと，それを表現するのに困りはしないだろう．

ところで，PIT野の細胞の性質がV4野のそれと区別がつかないほど単純であることを，どのように解釈したらよいであろうか．PIT野がV4野とAIT野の中間に位置し，AIT野での統合に先だって比較的単純な情報の統合をするという直列処理の図式はあてはまらない．PIT野，AIT野それぞれがV4野から直接の神経結合を受けているという解剖学的所見，PIT野とAIT野の分離選択破壊はパターン弁別学習に内容の異なる障害を与えるという所見[46]は，むしろ二つの領野が並列サブシステムであり，パターンを認識するにあたって，システムが求める質の違ったいくつかの要請に応えていると考えたほうがよさそうである．細胞の選択性の単純さからみて，PIT野の受け持ちは形の分析といった複雑なものではなく，たとえば注目すべき部位の選定といった単純ではあるが不可欠なものではないだろうかというのが筆者らの考えである．ついでながら，それがPIT野の機能であるか否かは別として，注目すべき部位を選定するという能動的な情報検索の思想は，能率のよい情報処理装置の開発にあたってぜひとも取り入れられるべき重要な思想であり，4・4節にモデルとしての対応法が述べられている．

3・3・6 IT 野における色の表現

3・2 節に述べたように，色感覚は xy 色度図上に客観的に表現できるが，IT 野にこの現象と対応する情報表現があるのだろうか．このことに関して小松らはニホンザルを用いた研究を行った[47]．その結果，調べた IT 野の細胞の 7 割は色に対して選択性を示し，それらの細胞は図 3・19 に示す四つの型に分類された．1 型，2 型，3 型は，いずれも反応強度の等高線が xy 色度図の縁，すなわち単色光に近い色に沿って分布する細胞であるが，その違いは次のとおりである．

1 型は，xy 色度図の色平面上で反応の等高線が線形であり，しかも広い反応領域をもつ細胞で，この性質は外側膝状体の色選択性細胞と変わらない．2 型は，反応の等高線はやはり線形であるが反応領域が狭い領域に限局している細胞．3 型は，反応領域が xy 色度平面上で非線形な等高線になる細胞である．反応等高線が線形な 1 型，2 型の細胞は，網膜の赤，緑，青錐状体からの信号の線形和を受けている細胞であるのに対し，3 型は非線形な入力の受け方をしていると考えられる．

1 型の細胞では，赤，緑，青の三原色付近の色相に選択性をもつものが大部分を占めるが，2 型では最適な色相の分布範囲はより広く，3 型の細胞では 1 型や 2 型の細胞には稀な黄や紫に選択性を示す細胞の割合が高いという．これら 1 型，2 型，3 型の細胞はいずれも色相の違いを表現する細胞であるのに対し，4 型の細胞は白を中心とした山型あるいはドーナツ型の反応等高線を示すので，彩度を表現する細胞と考えられる．

このような色相や彩度の表現が，IT 野で初めて完成するのかどうかを調べるため，V1 野の色選択性細胞について同様な分析が行われた結果，1 型から 4 型の性質は V1 野の細胞にすでにみられることが示されている[48]．とすれば，IT 野の特質は，色の情報と形の情報を組み合わせることにあるのかも知れない[44],[49]．

3・3・7 高次中枢におけるパターンの運動情報の分析と統合

視覚刺激に含まれる要素の中でも'動き'は視環境を正しく解釈（認識）するための手がかりとして特に重要である．というのは，自ら動くことができる

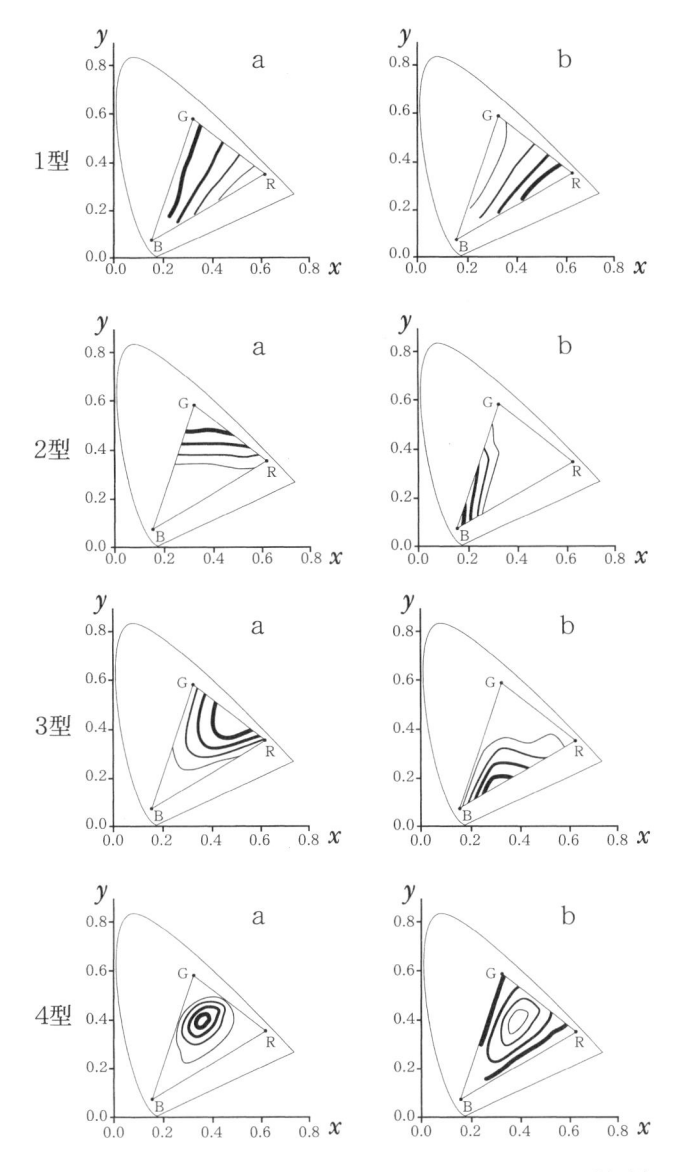

図 3・19　IT 野細胞の色選択性の模式図（Komatsu らの一連の報告[47), 48)]に基づく）
　　　　　xy 色度図内の三角形は，用いたディスプレイで提示可能な色領域を示し，その中の等高線は IT 野細胞の反応強度を示す．太い線ほど反応が強いことを意味する．1 型から 4 型まで各 2 例をあげた．

という特典をもつわれわれ動物は，動くことによって環境に積極的に働きかけ，環境を解釈するのに有用な情報をつくりだすこともできるからである．運動の速度勾配を手がかりとした物体の奥行き構造の把握はそのよい例である．

しかし，自ら動くという特典はパターンの動きを複雑にしている．すなわち，パターンの動きは物体自体の動きと観察者の動きの組み合わせで生じている．そこでパターンの動きの情報を正しく用いるには，脳の運動情報処理システムに次の二つの機能をもつサブシステムが必要になる．一つは身体運動に影響されずに物体の動きを計算するサブシステム，すなわち視野の局所とその背景の相対運動を計算するサブシステムである．もう一つは，逆に物体の運動にじゃまされずに身体運動による広視野の動きを計算するサブシステムである．以下に紹介するように，MT野，MST野ではまさにそのような演算が段階を踏んでなされていることが明らかになったのである．

（a） MT野における局所運動方向の分析

マカクザルの上側頭溝後部の深部後壁から底にかけて横たわる**MT野**（middle temporal area，図3・12参照）は，V1野から直接線維投射を受け，ミエリン染色（神経線維の絶縁被覆であるミエリンを染めだす方法）により周囲の皮質より濃く染まるという解剖学的な性質がある[50]．それに加えて90%にのぼる細胞が，特定方向へのパターンの動きに選択的に反応する（**運動方向選択性**，direction selectivity）という領野内の際だった一様性によって周囲の領野と容易に区別できる[51],[52]．

MT野の細胞の受容野は，中心視に対応する部位で平均直径1〜3°，中心視から10°，20°と離れるに従って5°，10°と大きくなる．これはV1，V2野の細胞の受容野に比べると大きいが，それでも1個のMT野細胞が見ている範囲は視野のほんの一部にすぎない．逆にいえば，MT野の細胞は動きの視野上の位置を知らせることができる．細胞の受容野の位置はMT野内で規則的に変わり，左半球のMT野には右半視野全体が，右半球のMT野には左半視野全体が規則的に描出されている[50]．さらに，MT野の皮質表面に沿って最適運動方向が規則的に変わる細胞配列がある[53]．つまりMT野にはパターンの動きの視野上の位置と動きの方向が地図表示されているのである．

大多数のMT野の細胞は，動いているパターンがスポットであるか細長い

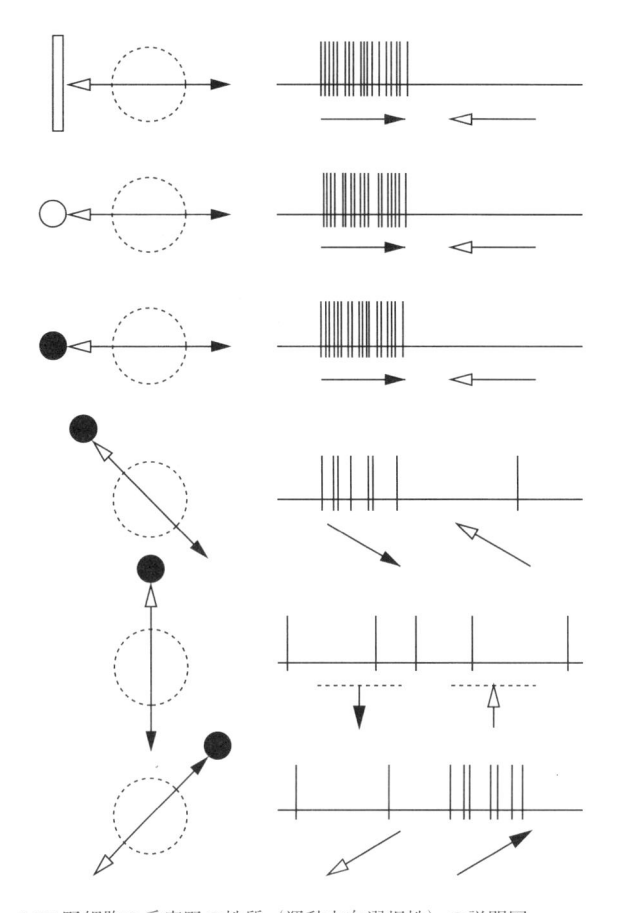

図 3・20　MT 野細胞の受容野の性質（運動方向選択性）の説明図
　　　　　受容野（点線の円内）を横切る運動刺激に方向選択的に反応し，
　　　　　その反応は運動するパターンの形やコントラストの向きに依存しない．

バーであるかといったパターンの形，パターンの色，バーが白か黒かといったコントラストの向きには無関係に運動方向に選択的な反応を示す（図 3・20）．これらのことは，MT 野におけるユニークな情報表現の一つが，'運動方向'という属性の表出であることを意味する．MT 野に直接神経線維を送る V1 野 4B 層の細胞は，MT 野の細胞に似て運動方向選択性を示すが，その多くはコントラストの反転で最適運動方向が反転するという．したがって V1 野 4B 層は，純粋な運動方向の表出部位ではありえない．

MT野へのもう一つの入力源であると考えられるV2野の運動方向選択性細胞の性質はまだ調べられていないので，運動方向に関する情報の純化がMT野で初めて起こるのかどうかはわからないが，後に述べる川上らによる局所運動情報処理のモデルに基づく考察では，V1野からの直接的神経投射だけでMT野細胞の反応特性は説明できる．

ところで，MT野の細胞が単に受容野内を動く刺激に方向選択的に反応するというだけでは，MT野が物体の動き，あるいは自己の動きに伴う広視野の動きの分析にどのようにかかわっているかが明らかではない．受容野の大きさから考えて，MT野の細胞が広視野パターンの動きを正しく分析できるとは考えにくい．そこで筆者らはまず，MT野の細胞にどの程度相対運動を分析する能力が備わっているかを調べた．すなわち，MT野細胞の興奮性受容野内およびその周囲に別々に制御できる運動刺激を与え，その運動方向とスピードの関係

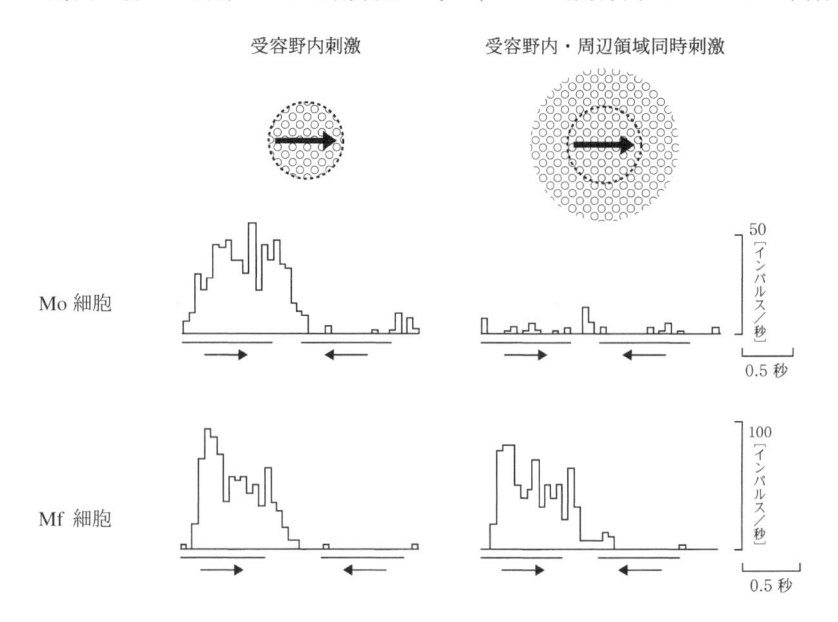

図 3・21 MT野にみられる細胞の二つの型

　　　　Mo型細胞では，受容野（点線の円内）の外にまで運動刺激を広げると最適方向に運動するパターンに対する反応が消失する．Mf型細胞ではそのようなことは生じない．受容野の中の太い矢印は，細胞が最大反応を示すパターンの運動方向（最適方向）を示す．

をいろいろに変えたときにどのように反応するかを調べた[54]).

第一に明らかになったことは,多くのMT野細胞で,受容野内の最適運動刺激に対する反応が受容野の周囲で背景パターンが同じ方向に同じ速度で動いたときに抑えられるということである(図3・21).このような周辺抑制(surround inhibition)の強さは細胞により異なるが,最も強いものでは受容野内に与えた運動スリットに対する反応がほとんど消失した.

周辺抑制により興奮の大きさが50％以上抑えられる細胞を**Mo型**,抑制が50％未満のものを**Mf型**と分類すると,MT野の方向選択性細胞の約半数は**Mo型**,残りは**Mf型**である.**Mo型**細胞は受容野内のパターンの動きが周囲の動きとは異なるときにはじめて大きな出力を出す.つまり**Mo型**細胞は,運動の不連続の程度とそれが生じている視野上の位置を計算し,その結果を地図表示していることになる.**Mo型**細胞は広視野刺激には反応が減少してしまう.一方**Mf型**細胞ではそのようなことはない.

この周辺抑制は,周囲に与えたパターンの運動方向および速度が受容野内に与えた最適運動刺激からずれるほど減少した.このことは一見相対運動の検出になっているように見えるが,真に相対運動の検出であるためには,周囲に与えるパターンだけを動かしたときにも反応を示し,その最適運動方向が受容野中心部のそれとちょうど逆になっていなければならない.このことを多数の**Mo型**細胞について調べてみると,約半数の細胞で受容野中心部と周辺部それぞれ

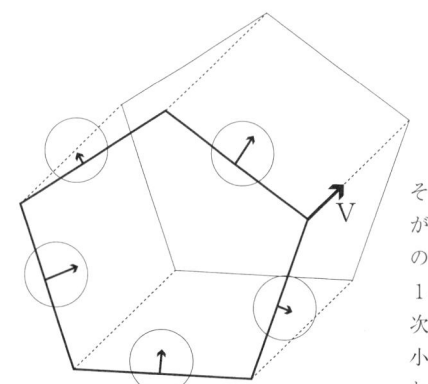

5角形が太い矢印方向に運動している.その各辺の運動を円で示す小さな窓からながめると,その中の線分の運動は法線方向の運動として検出される.これを本書では1次元運動とよび,5角形の真の運動を2次元運動とよぶことにする.このように,小窓から覗き見たのでは真の運動が検出される保証がないことを窓問題という.

図3・22 窓問題の説明図

の単独刺激に対して，反応する運動方向が逆転した．このことから，動きの不連続部を手がかりとして物体を背景から抜き出すための情報は，MT野ですでに取りだされていると結論された．

筆者らの研究とは別に，Movshonらは，いわゆる**窓問題**（aperture problem）にMT野の細胞がどう対処しているかについて調べた[55]．窓問題とは，図3・22に示すような小さな円形の窓を介して背後のパターンの動きを観察すると，パターンの真の動きの方向とスピードを観察できるとは限らず，輪郭線の法線方向の動きとして観察されてしまうという問題である．MT野の細胞の受容野は，まさにこの小窓にあたる．

Movshonらの研究によれば，図3・23に模式的に示す二つの型の細胞がMT野に存在しているという．図の左に示すように，互いに直交する二つの縞でつくった格子パターンの向き（方位）を変えながら，受容野の中で左から右に動かして得られる反応強度のポーラープロットをつくると，図の右に示す2種類の

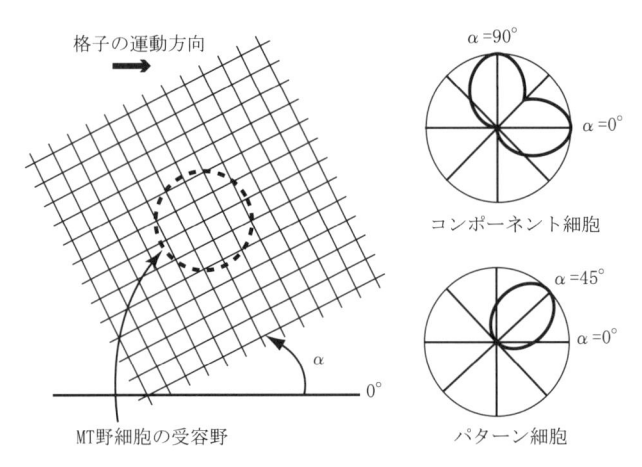

図3・23 MT野の細胞にみられる二つの型の反応様式の模式図

Movshonら[55]の研究により区別されたコンポーネント細胞とパターン細胞の格子パターンの運動に対する方向チューニング特性の相違．図の左半分に示した格子パターンの方位（α）を変えながら左から右に動かし，格子の方位と細胞の反応強度との関係をプロットすると，MT野細胞は，右半分に示すように90度離れた方向に二つの反応ピークを示す細胞と一つの反応ピークしか示さない細胞とに分かれた．前者をコンポーネント細胞，後者をパターン細胞と名づけた．どちらの細胞も，単独スリットの運動に対しては左から右への動きに最大反応を示す．

細胞のタイプがあったという．一つは，どちらかの縞の法線方向の動きが細胞の最適方向と一致したときに最大反応を示す，すなわち90度差で2か所に反応ピークをもつ細胞で，このような反応特性を示す細胞を**コンポーネント細胞**（component cell）とよんだ．

もう一つは，反応ピークを一つしかもたない細胞で，このような細胞は格子の運動方向をコードできる．Movshonらは，このような性質をもつ細胞を**パターン細胞**（pattern cell）とよんでいる．コンポーネント細胞は輪郭線の法線方向の運動を検出する細胞であり，パターン細胞は窓問題を解決してパターンの真の運動ベクトルを検出する細胞である．

窓問題を解決できるMT野の細胞の受容野は，どのような神経結合でできあがるのだろうか．この問題に答えるモデルが川上らにより提案されている[56]．その概要を図3・24に示す．方位の異なる2本の直線が，視野上を特定の方向へ一定速度で運動している刺激がモデルに与えられた場合を想定している．

まず，線分が通過している位置にある網膜のY細胞が活動して，その信号を2種類の外側膝状体細胞，すなわち時間遅れをもって反応する細胞（**Lagged LGN cells**）と遅れなしで反応する細胞（**Nonlagged LGN cells**）に送る．1本の運動する直線に遅れありと遅れなしで反応しているLGN細胞配列の反応は，V1野の運動方向無選択性単純型細胞（**NDS simple cells**）に収束し，それぞれ遅れあり，遅れなしのNDS細胞を活動させる．この過程は数学的にはハフ変換に相当する．その出力は運動方向選択性単純型細胞（**DS simple cells**）に送られ，二つのNDS細胞の反応時間差と距離の値から，運動している直線の法線方向のスピード（1次元速度）を計算する．方位の異なる直線の運動に対しても同様に1次元速度を計算し，複数の方位の異なる直線の1次元速度を最終的に運動検出細胞（**motion detection cell**）で統合して，真の運動ベクトル（2次元速度）を求める．この最後の統合演算は逆ハフ変換になっている．このモデルの運動検出細胞は，MT野のパターン細胞に相当する．

点や直線をスピードや方向を変えて動かした刺激に対する反応を，このモデルから予測したところ，MT野細胞の反応特性がその予測と一致することが神経生理実験で検証された[57]．したがってこのモデルは，網膜からMT野に至る実際の神経系の結合様式や反応特性とよく整合しているといえる．

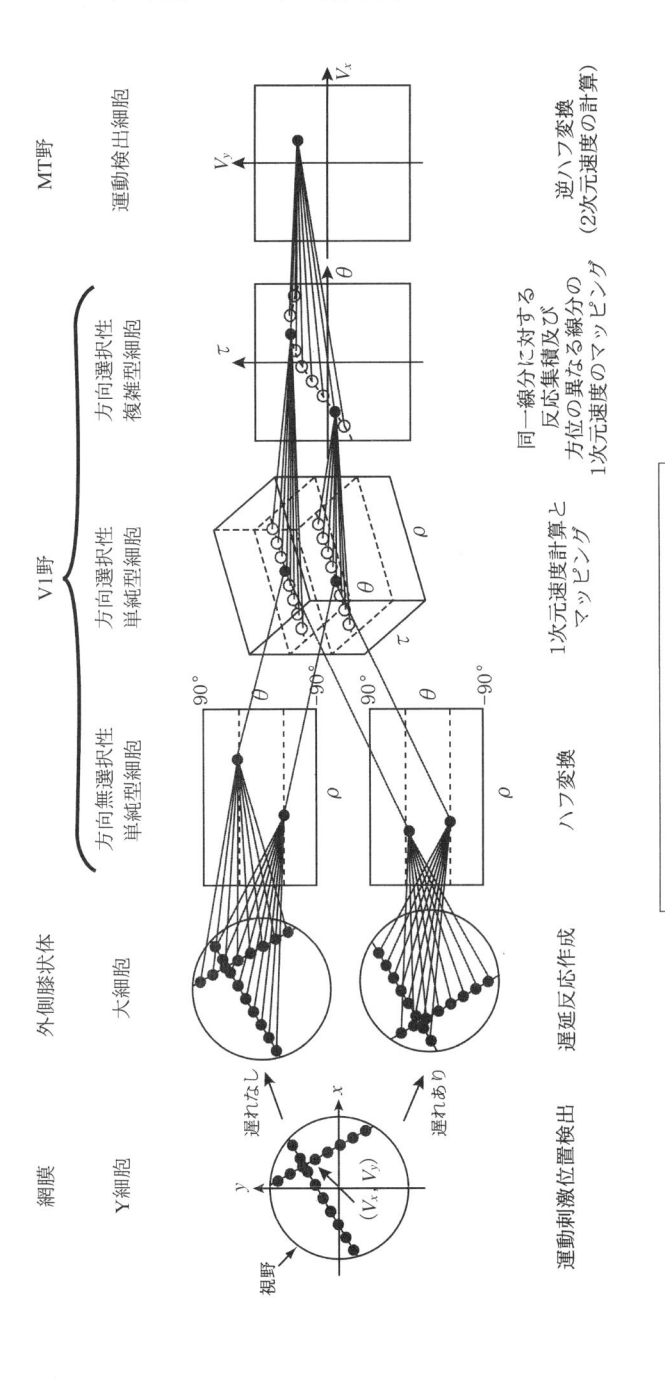

図 3・24 川上, 岡本による局所運動検出モデル (文献 56, 57 より改変)

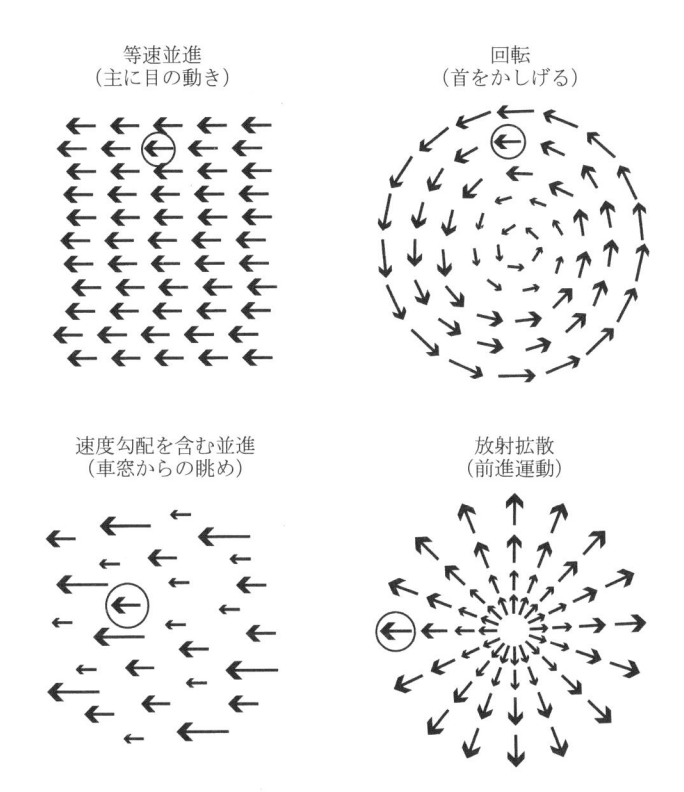

図 3・25 自己運動で生じる visual flow のモードとその原因
MT 野細胞の受容野のような小さな窓（図中の小円）から覗き見たのでは，visual flow の違いは検知できない．矢印は視野に分布する個々のテクスチャ要素の運動ベクトルを示す．

（b） MST 野における visual flow の分析

視覚的運動は観察者自身の運動（眼球運動，首の運動，身体の移動）によっても引き起こされる．このような自己運動によって生じる視覚的運動には目立った特徴がある．それは，視野全体が同時に特定のモードで動くということである．これを **visual flow** とよんでいる．Visual flow には図 3・25 に示す種類（モード）がある．

では，これらの visual flow は脳のどの部位で分析されているのだろうか．刺激の面積を広げても反応が抑制されない MT 野の **Mf** 型細胞は visual flow の

分析へ関与しうるが，これらの細胞は，受容野の中だけを刺激する小さな運動物体にも広視野刺激に対すると同じように反応してしまい，局所的運動と視野全体の一様な運動とを区別する能力をもたない．つまり MT 野細胞のように受容野が狭い細胞は visual flow の分析能力をもちえない．そこで筆者らは，MT 野から強い神経結合を受け，広い受容野をもつといわれる **MST 野**（medial superior temporal area）が有望であると考え，その領野の細胞の性質を調べた．その結果，visual flow を専門に分析する細胞が MST 野の背側部にまとまって存在していることをつきとめた[58]．以下に，この結論が導かれた MST 野背側部の細胞の性質について紹介しよう．

MST 野の背側部には，面積の小さな運動物体には反応せず，広視野テクスチャパターンが特定のモードで動いたときに選択的に反応する細胞が集まっている．約半数は，パターンが等距離平面内で直線運動をしたときに方向選択的に反応する細胞（**D 細胞**：direction selective cell）である．最近のわれわれの研究で（未発表），D 細胞がさらに **Df** 細胞と **Dd** 細胞に分類される可能性がでてきた．Df 細胞は等速並進運動に最大反応を示す細胞であり，Dd 細胞は速度勾配をもつ直線運動に最大反応を示す細胞である．

Df，Dd 細胞に次いで多いのが，奥行き方向への直線運動すなわち接近または離反に選択的に反応する細胞（**E 細胞**：expansion cell，**C 細胞**：contraction cell），そして時計方向または反時計方向の回転に選択的に反応する細胞（**Rf 細胞**：rotaion cell）がそれにつぐ．少ないながら，奥行き方向への広視野の回転に選択的に反応する細胞（**Rd 細胞**）も見つかる．

目や体の動きで生じる visual flow は，等距離平面上の直線運動や回転，奥行き方向の直線運動や回転のいずれか，またはそれらの組み合わせである．したがって，これら4種類の細胞で図 3・25 に示した身体運動による広視野パターンの動きはすべて分析できるのである．図 3・26 は，Df 細胞，E 細胞，Rf 細胞の反応の例である．図から明らかなように，これらの細胞の反応は広視野に散在するパターンの形状には無関係である．視野に存在するパターンは時と場合によりまちまちなので，この性質は visual flow 分析システムとして合理的である．そして Df，Dd，E，C，Rf，Rd 細胞の反応選択性は，MT 野の **Mf** 細胞から受けとる局所運動方向の情報を巧みに統合することで説明できる[58]．図

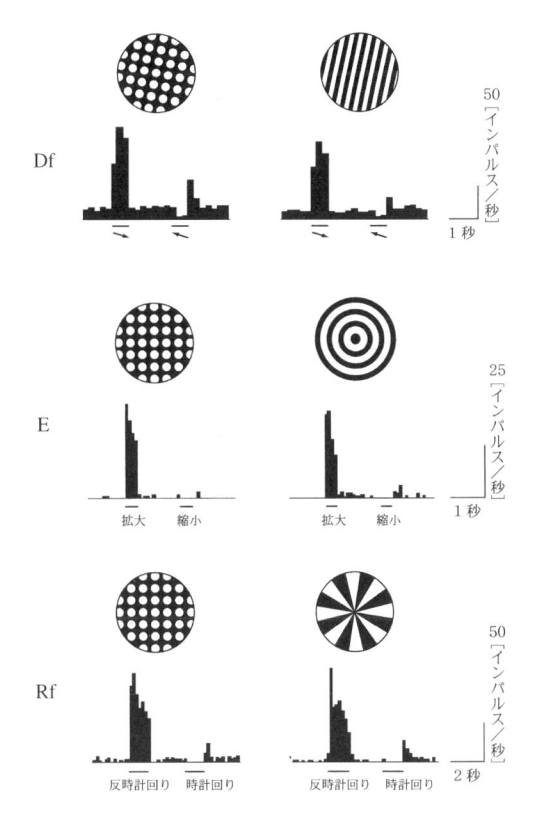

図 3・26 MST 野の visual flow 検出細胞の種類と反応特性（文献 58 に基づく）

3・27 に Df, E, Rf 細胞の場合の統合の仕方を示した．MT 野に，選択する運動方向が規則的に変わる細胞配列が存在することは[53]，このような統合のための神経配線をするうえでつごうがよい．**Mo** 型細胞は広視野のコヒーレントな動きには反応しないので，Df, Dd, E, C, Rf 細胞の性質をつくりだすための入力素子にはなりえない．

　MST 野背側部の細胞が広視野の動きにしか反応しない理由としては，しきい処理型の非線形があると考えればよい．同時に興奮する MT 野細胞の数は，物体が局所的に動いた場合に比べ広視野パターンが動いた場合のほうが圧倒的に多い．すなわち，物体の局所運動によってもたらされる興奮は，MST 野背側

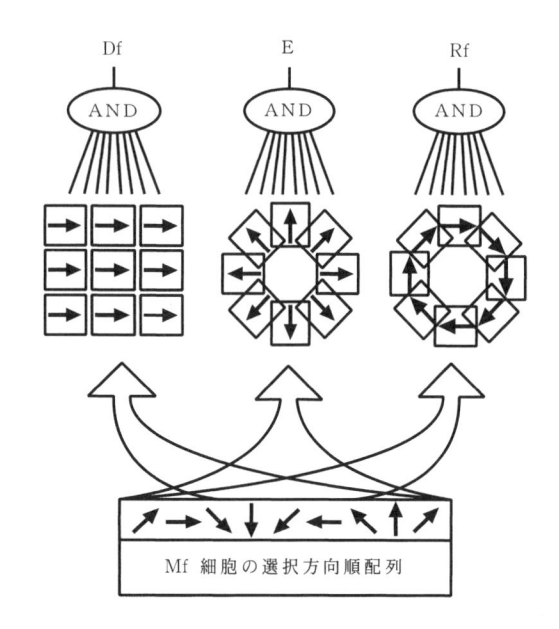

図 3・27 MST 野の visual flow 検出細胞の反応特性を決める統合的神経結合仮説（文献 58 に基づく）

矢印を含む正方形は，Df 細胞，E 細胞，Rf 細胞の反応選択性をつくりだすために統合される MT 野の Mf 型細胞の受容野の相対的位置と最適方向を示す．

部の細胞を活動させるには至らないと考えるのである．

一方，MST 野の腹側部には背側部と違って D 細胞だけが分布する．この部位の D 細胞には，小さな物体の動きに強く反応し，広視野の動きには反応しないものが多い[59),60)]．筆者らはその中の約 2 割ぐらいの細胞は相対運動を検出すると考えられる反応特性を示すことを見いだしている．すなわち，受容野内に小さな窓を設け，その窓の中が刺激されないようにマスクをすると広視野刺激にも強く反応し，その最適方向は狭い窓の内側だけに運動刺激を与えたときの最適方向とちょうど反対だったのである[60)]．MT 野にみられた相対運動検出細胞との違いはといえば，MST 野の細胞の受容野は圧倒的に広く，反応の性質は窓をその中のどの位置に置いても，また窓の大きさを 2〜4 倍の範囲で変えても変わらないことである．

このように，MST 野の細胞は MT 野の細胞に比べてパターンの位置の拘束，

パターンの大きさの拘束からある程度解放されているとみることができる．このような性質は，動きの不連続を手がかりに物体の形を分析するというプロセスにはなじまない．むしろ動いている物体に注意を喚起するシステムの一部なのであろう．動きの不連続により切りだした物体の形の処理は，MT野からV4野を経てIT野に向かう視覚経路でなされているものと想像される．実際にそのような神経連絡は存在しているのである（図3・12参照）．

　相対運動を検出することによって物体の動きを抜きだし，物体の運動にじゃまされずに広い視野の動きを検出することによって背景の動きを抜きだす神経演算がMT野，MST野の神経連鎖の中でなされていることを示した．本節の初めに述べたように，この2種類の動きを区別する神経演算は，自らも動きながら外界のモデルを脳に表出するためになくてはならない演算なのである．

［斎藤秀昭］

4章
視覚系の神経回路モデル

4・1 コントラストの抽出

　網膜で光に反応する**視細胞**（photoreceptor）と，網膜の出力細胞である**神経節細胞**（ganglion cell）とは，直接シナプス結合しているわけではなく，その間には数種の細胞が介在し，これらが複雑に影響しあって情報処理を行っている．この網膜の神経回路の中でも，何種類かの側抑制機構が働いている．その結果として前述のようなオン中心型やオフ中心型の受容野が形成されたのである．

　しかしここでは，視細胞と神経節細胞との間に介在する個々の細胞の働きは無視して，これらの細胞の効果をひとまとめにして，図4・1のようなモデルを考えてみよう．図において，U_0層は視細胞が2次元的に並んだ視細胞層，U_1層はオン中心型受容野をもつ神経節細胞の層とする．

　U_1層の細胞（神経節細胞）がU_0層の視細胞から受ける影響を表す結合係数の空間分布$c_1(\xi,\eta)$は，**オン中心型受容野**（on-center receptive field）の場合は，図4・2のように，中心部が正で，その周囲を負の部分が取り囲むような形になっていると考えることができる．つまり，網膜上（U_0層上）に直交座標系を考え，位置(x,y)に存在する視細胞の出力を$u_0(x,y)$とすると，網膜上の位置(x,y)に受容野の中心をもつ神経節細胞の出力$u_1(x,y)$は，（総和演算を積分で近似して）

$$u_1(x,y) = \varphi\left[\int_{A_1} c_1(\xi,\eta) \cdot u_0(x+\xi, y+\eta)\, d\xi\, d\eta\right] \quad (4\cdot1)$$

4・1 コントラストの抽出　　**65**

U_0:視細胞層　　U_1:オン中心型細胞層

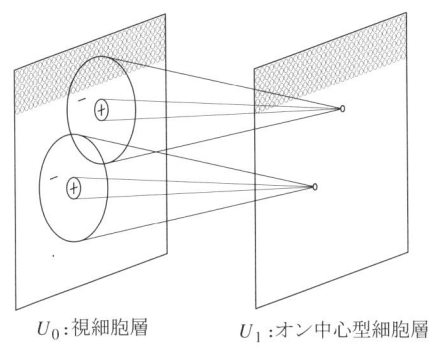

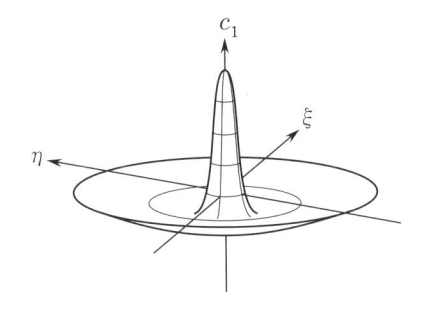

図 4・1　網膜のモデル

図 4・2　オン中心型受容野を形成する結合係数 $c_1(\xi,\eta)$　（Fukushima[61] を変更）

と表せる．ここに $\varphi[\ ]$ は前述の式 (2・2) で定義したアナログしきい素子の入出力の非線形特性を表す半波整流型関数である．積分領域 A_1 は，1 個の細胞に対する結合の広がりの範囲（つまり受容野の面積）を表す．すなわち，受容野が直径 R の円形であるとすると，A_1 は $|\xi^2+\eta^2|<R$ を満足するような (ξ,η) の集合を示す．

オフ中心型受容野（off-center receptive field）をもつ神経節細胞の場合には，$c_1(\xi,\eta)$ の正負の極性を反転した結合係数を考えればよい．

図 4・3 は，このモデルの反応の計算機シミュレーションの一例である．U_0 層および U_1 層にはそれぞれ $80\times 80=6400$ 個の細胞があるとした．図 (a) は視細胞 (U_0) の反応，つまり入力パターンを示す．同図 (b) は，オン中心型受容野をもつ神経節細胞 (U_1 層) の反応を示している．同図 (c) は，同じ入力パターンに対するオフ中心型神経節細胞の反応を示している．これらの図では，

80×80 個の各細胞の反応の強さを，各点の白さに対応させてアナログ的に表示してある．

受容野全体を覆うような一様な光刺激に対しては神経節細胞がほとんど反応しないことに注目して，結合係数 $c_1(\xi, \eta)$ は，

$$\int_{A_1} c_1(\xi, \eta)\, d\xi\, d\eta = 0 \qquad (4\cdot 2)$$

が成立するように選んである．このような条件のもとでは，図 4・3（Ⅰ）に見られるように，入力パターンの背景に与えられた一様な刺激光の影響は U_1 層の反応には現れず，入力パターンの**コントラスト**成分だけが検出される．同図（Ⅱ）はシェーディング（画面右上のほうが明るくなるようなゆるやかな輝度むら）のある背景の上に描かれたパターンに対する反応であるが，背景の影響は U_1 層の反応にはほとんど現れていない．このように U_1 では，入力パターンの照明条件にかかわらずコントラスト成分が抽出されているといえる．

オン中心型細胞層では，図 4・3（Ⅰ），（Ⅱ）に見られるように，黒地に白い線で描かれたパターンの検出に効果があるのに対し，オフ中心型細胞層は，同図（Ⅲ）に見られるように，白地に黒い線で描かれたパターンの検出に効果があると考えられる．

面図形の入力に対しては，オン中心型細胞層では，白い図形の内側の輪郭が強調され，特に図形の角の部分に大きな出力が現れている．これに対して，オフ中心型細胞層では図形の外側の輪郭が強調されている．

別の見方をすれば，このモデルの入出力関係は，2次元の入力パターン $u_0(x, y)$ に対して，図 4・2 のような形の**点広がり関数**（point spread function，2次元の単位インパルス応答）をもつ**空間フィルタ**（spatial filter）をかけて，その正の部分だけを取りだしたのがオン中心型細胞層の反応に対応し，負の部分だけを取りだしたのがオフ中心型細胞層の反応に対応していると解釈することもできる*．この点広がり関数を2次元フーリエ変換して，**空間周波数**（spatial frequency）領域で考えると，このフィルタはバンドパス（band-pass）型の特性をもっている．特に式 $(4\cdot 2)$ の関係が成立する場合には，空間周波数の直流

---

* 厳密にいえば，$c_1(-\xi, -\eta)$ が点広がり関数になる．図 4・2 は $c_1(\xi, \eta)$ を示したものであるが，このモデルでは $c_1(\xi, \eta)$ が偶関数なので，両者を区別する必要はない．

I

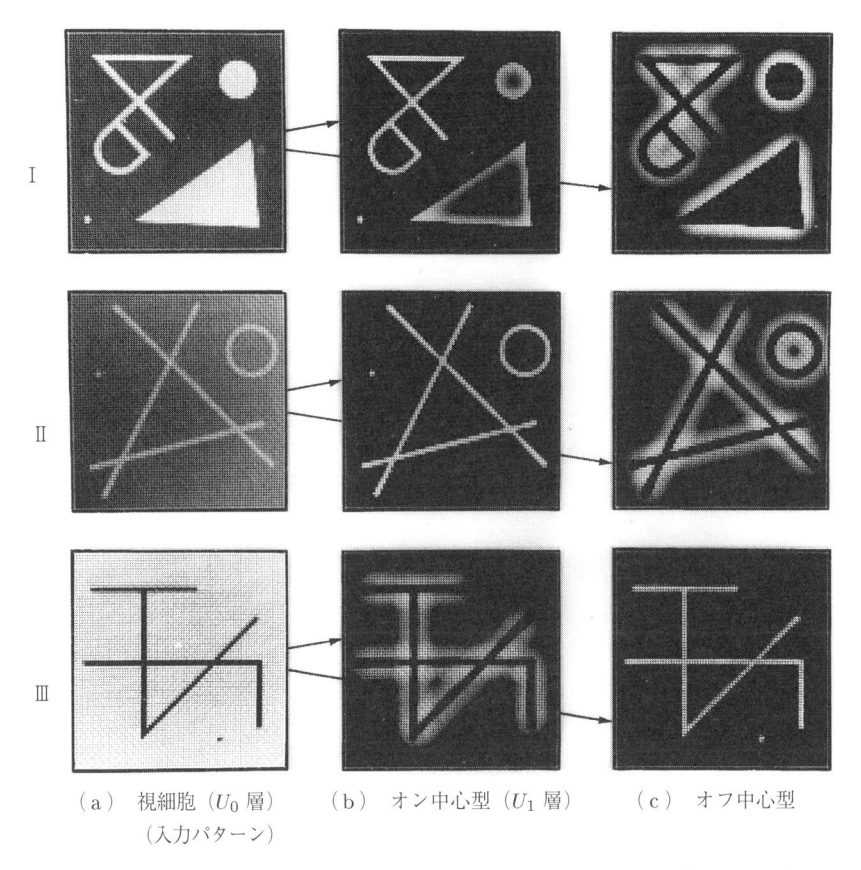

II

III

(a) 視細胞（U_0 層）
　　（入力パターン）
(b) オン中心型（U_1 層）
(c) オフ中心型

図 4・3 アナログしきい素子を用いた網膜のモデルの反応（福島[62]を変更[63]）

成分が完全に除去されることになる．

ところで，図 4・4（a）のパターンは，輝度（物理量）が同図（b）の破線のようにランプ状の空間分布をしている．ところが同図（a）のパターンを目で見ると，感覚的には明るさが同図の実線のような空間分布をしているように感じる．つまり，あたかも白と黒の縦の帯があるように感じる．この白と黒の帯を**マッハバンド**（Mach band）とよぶ．

このようなパターンを，上記の網膜モデルの入力層に与えると，オン中心型細胞層では，白のマッハバンドが見える付近に大きな出力が現れ，オフ中心型

(a) マッハバンドの見えるパターン

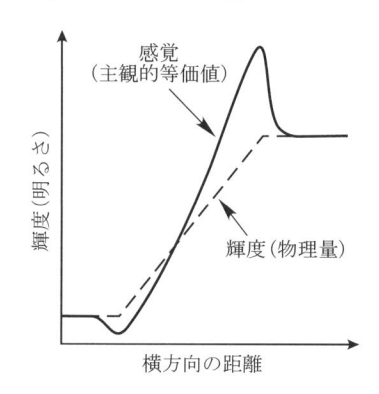

(b) 輝度は，物理的には破線のように変化しているが，目で見ると実線のように感じる．(Lowry & DePalma[64] を変更)

図 4・4 マッハバンド

細胞層では，黒のマッハバンドが見える付近に大きな出力が現れる．このことは，網膜神経節細胞のオン中心型受容野とオフ中心型受容野が，マッハバンドの成因の一つであることを示している．

図 4・5 のパターンを見ると，明るさが階段状に変わっている背景の上に，濃さの違う円盤が並べられているように見える．しかし実際には，これらの円盤の輝度は，すべてが，中央の帯と同一の濃さの灰色である．同じ灰色の円盤が，黒い背景の上では白っぽく，白い背景の上では黒っぽく見えるのも，われわれの視覚系がコントラスト成分を抽出する機構をもっているためであると考えら

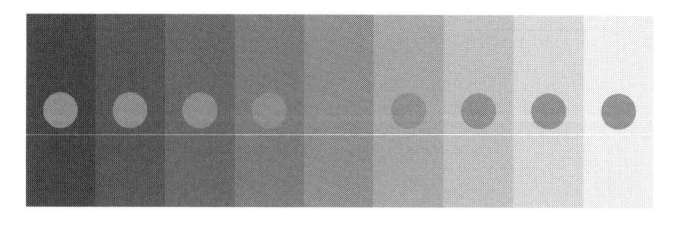

図 4・5 同一輝度の灰色の円盤が，輝度の違う背景の上に並べられている

4・2 特 徴 抽 出

　前述のように，大脳の第1次**視覚野**（visual area）には，特定の傾きの線や輪郭に反応する細胞など，網膜に写ったパターンの部分的な**特徴**（feature）に反応する細胞がある．さらに上位の視覚野には，丸，三角，四角といった図形や，ヒトの顔のような複雑なパターンに選択的に反応する細胞も見つかっている．つまり視覚神経系は，簡単なものから複雑なものへ情報が処理されていくという**階層構造**（hierarchical architecture）をもつものと考えられる．

　視覚野の神経回路に関しては種々のモデルがつくられているが，ここでは，Hubel-Wiesel の**階層仮説**[65),66)]を参考にしてアナログしきい素子で組み立てた多層回路モデル[61),62)]を紹介しよう．モデルの最上位層の細胞は，入力パターンの曲率に反応する．

　このモデルは，前述の図4・1のような回路を何段も階層的に（カスケードに）接続して組み立てた**多層回路**（multi-layered network）で，視覚野でみられる種々の受容野を実現している．図4・6はこのモデルの反応の計算機シミュレーションの一例であって，各層の細胞の反応だけでなく，各層の細胞間の結合係数の空間分布の形も記入してある．なおこのモデルは，神経細胞の反応の時間特性は無視して，空間的な特性のみに注目して構成したものである．

　U_0 層は光受容器（**視細胞**）を碁盤目状に並べた光受容器層である．それ以降の $U_1 \sim U_5$ 層は，抽象化した神経細胞すなわちアナログしきい素子の層である．

　U_1 層はコントラスト検出層で，この層の細胞は**網膜神経節細胞**（または外側膝状体の細胞）に対応し，**オン中心型受容野**をもっている．U_0 層と U_1 層との間の構造は前述の図4・1のモデルとまったく同じである．

　U_2 層は単純型直線検出層である．この層の細胞は大脳視覚野の**単純型細胞**（simple cell）に対応し，細胞ごとに定まったある特定の方位の直線に反応する．図4・6の U_2 層には多数の正方形が縦に並んでいるが，各正方形はそれぞれ，

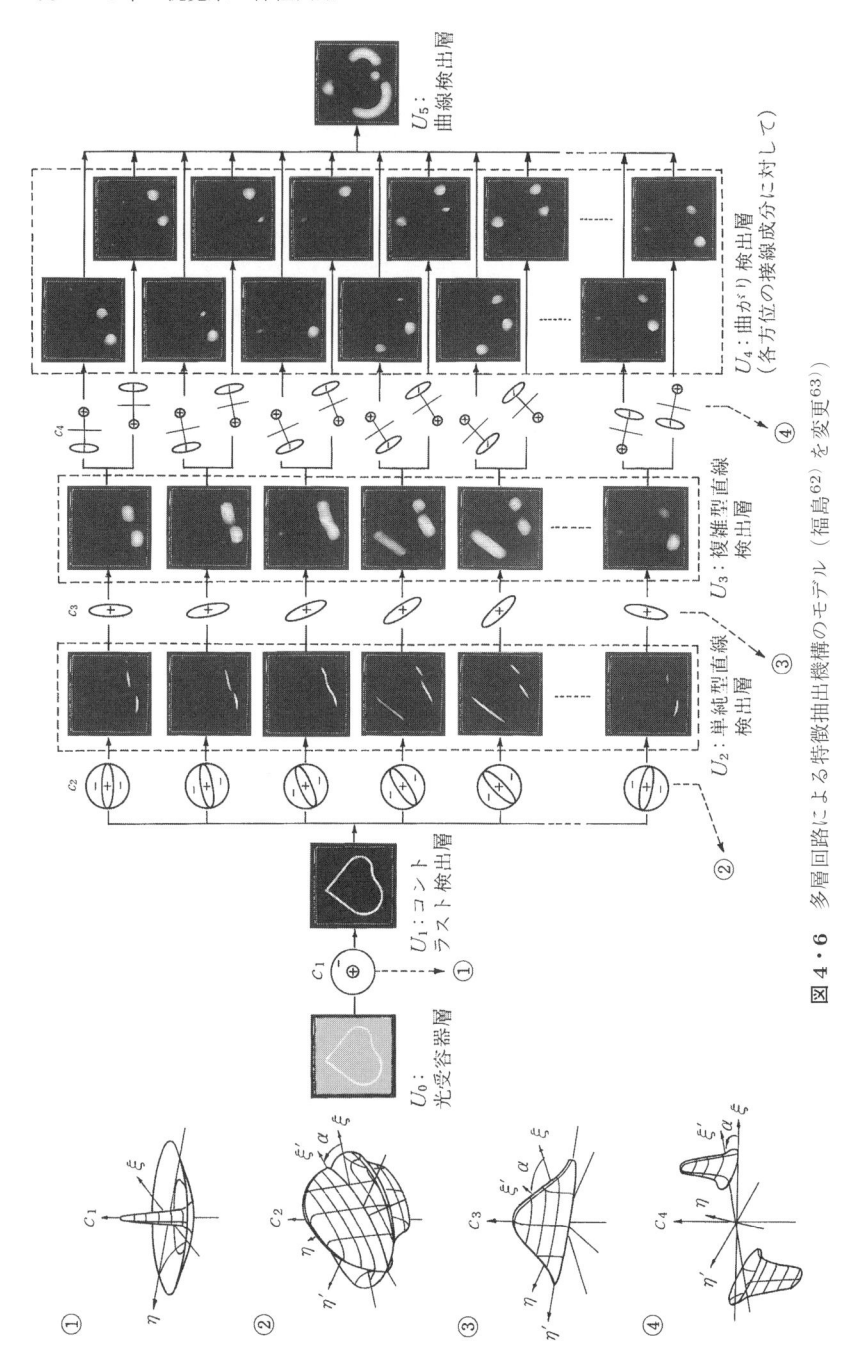

70 4章 視覚系の神経回路モデル

図 4・6 多層回路による特徴抽出機構のモデル（福島62）を変更63））

同一の最適方位をもつ80×80個の細胞の反応を示している．個々の正方形を**細胞面**とよぶことにしよう．各細胞面の最適方位は，上から$0°, 11.25°, 22.5°, \cdots$と16種類あるが，図にはその一部だけが示されている．図にみられるように，入力パターンはU_2層で各方位の直線（接線）成分に分解される．

もっとも，生物の脳の中では，このような細胞面が別々に分かれて存在するのではない．実際には，これらの細胞面をパッチ状に切り刻んで，1枚の平面上に並べなおして，大脳皮質の表面に敷き詰めたような状態になっている．しかし仮想的にこのような細胞面の構造を考えると，視覚野における情報処理の状態を理解しやすくなる．

U_1層と，U_2層の各細胞面との間の構造も，その間の結合係数の形が異なるだけで，それ以外は，U_0層とU_1層との間の構造と同じである．結合係数の空間分布の形状は，図4・6に示すように，直線状の正の結合の両側に負の結合が分布するようになっている．細胞の反応に十分な方位選択性をもたせるためにはこのような負の結合が不可欠である．

U_3層は複雑型直線検出層である．この層の細胞は大脳視覚野の**複雑型細胞**（complex cell）に対応する．直線の方位に敏感に反応することはU_2層の細胞と同じであるが，その直線の位置にはあまり敏感でなく，位置が多少ずれても反応しつづける．図4・6に示した結合係数の形からもわかるように，同一の最適方位をもつU_2層の細胞の出力を，最適方位に垂直な方向にわたって加算したものが，この細胞の入力になっている．したがって，最適方位の直線刺激が受容野内で移動しても，この細胞につながっているU_2層の細胞のうちのいずれか一つは反応出力をだしているので，このU_3層の細胞は興奮性入力を受けて反応しつづけることになる．見方を変えれば，U_3層の反応は，U_2層の反応を空間的にぼかしたものになっていると解釈することもできる．

U_4層の細胞は**超複雑型細胞**（hypercomplex cell）に類似した性質をもっていて，その一つ前のU_3層で検出された直線が曲がっている場合に出力をだす．つまりU_4層の細胞は，図4・6に示すような結合係数を介して，同一の最適方位をもったU_3層の2群の細胞から拮抗的に（一方は興奮性に，もう一方は抑制性に）入力を受けている．

図4・7では，このU_4層の細胞に興奮性結合をしているU_3層の細胞の受容

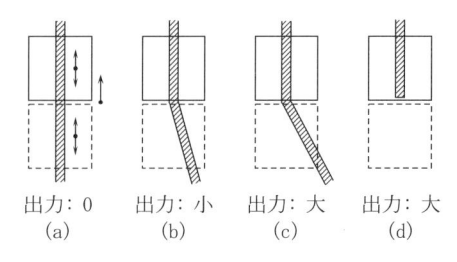

72 4章 視覚系の神経回路モデル

出力：0	出力：小	出力：大	出力：大
(a)	(b)	(c)	(d)

図 4・7 曲線の曲がりを検出する U_4 層の細胞の反応（福島[61],[62]）

野を実線で示し，抑制性結合をしている U_3 層の細胞の受容野を破線で示してある．さて，同図（a）～（c）のような3種の刺激パターンが呈示された場合を比較してみよう．U_3 層の細胞は受容野内に呈示された刺激パターンの方位が最適方位からずれるにつれて出力が減少するように調整されているので，この U_4 層の細胞への抑制性入力は，同図（c）の場合に最小になる．

一方，興奮性入力の大きさはいずれのパターンに対しても同一である．したがって反応出力は，抑制性入力が最小になる同図（c）の場合に，最も大きくなる．これに対して同図（a）の場合には，抑制性入力が興奮性入力を打ち消してしまって，出力は0になる．このように，U_4 層の細胞は，網膜上の特定の場所を通り，接線が特定の方位になるような曲線に対して，その曲率に応じた出力を出す．なおこの細胞は，線の曲がりだけでなく，同図（d）のような位置に呈示された線分の端点に対しても強く反応する．

U_5 層の細胞は，一つ前の U_4 層の細胞のうち，受容野の中心の位置が一致するものの出力を，その最適方位に無関係に，すべて加え合わせたものを入力としている．したがって，刺激パターンとして曲線図形が呈示されると，U_5 層の細胞は，接線の方位のいかんにかかわらず，受容野の内部に呈示された曲線の曲率に反応する．つまり，図4・6で U_0 層と U_5 層の反応を比較するとわかるように，呈示された曲線図形が曲がっているところだけに反応し，まっすぐな直線には反応していない．

このモデルからもわかるように，神経回路の情報処理能力は一般に，神経細胞の層を重ね合わせて多層構造にすることによって飛躍的に増し，受容器層と出力細胞層とだけからなる2層の回路では実現できなかったような高度の情報

処理が可能になる．

4・3 パターン認識

　文字や図形を読みとる機械，すなわちパターン認識装置というと，多くの人は，郵便番号の読み取り装置などを思い浮かべるであろう．われわれ人間は，あまり苦労せずに文字を読んでいるので，文字を読みとる機械などは簡単にできると思うかもしれない．しかしこれが，なかなか難しいのである．

　いちばん簡単に思いつく方法は，認識させようとする文字の形を切り抜いたマスクを各文字についてつくっておき，入力された文字が，どのマスクにいちばんぴったりと合致するかを調べる方法であろう．印刷された文字ならば，このような方法でも何とか読みとることができるが，手書き文字の読み取りとなるとそう簡単にはいかない．書く人ごとに，いや，書くたびごとにその形は変化するので，そのすべての文字の形に一致したマスクを用意しておくなどということは，とうてい不可能だからである．そこで，もっと別の方法を考えなければならない．

　脳がどのようにして文字を読んだりパターンを認識したりするのかについては，生理学的にもまだ完全にはわかっていない．現在は，二つの対立する仮説として，**認識細胞説**（おばあさん細胞説）と**分布説**とが提唱されている．認識細胞説では，自分の見ているのが，ある特定のおばあさんであるとわかるのは，脳の中枢に，そのおばあさんにだけ反応する細胞（**認識細胞**, gnostic cell, grandmother cell）があって，その細胞が反応したときに，おばあさんであるとわかるのだと考える．これに対して分布説では，特定のおばあさんに対応する細胞などは存在せず，おばあさんを見たときには，複数の細胞がある特定の組み合わせ（ある空間的分布，あるいは時空間的分布）で反応することによって，おばあさんであるとわかるのだと考える．

　この二つの仮説の真偽についての論争はまだ決着がついていないが，認識機構の神経回路モデルでは，その多くが認識細胞説に立ってつくられている．そ

のようなモデルの例として，ここでは，パーセプトロンとネオコグニトロンについて説明しよう．

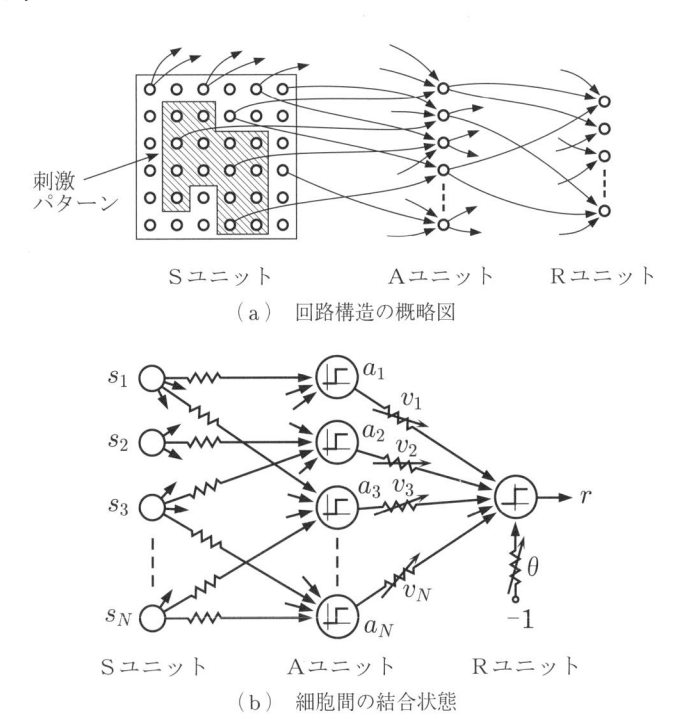

4・3・1　3層パーセプトロン

パーセプトロン（perceptron）[67]は，1957年にRosenblattによって単純化した脳の神経回路モデルとして提案され，その後多くの研究者が，パターン認識装置として，あるいは自己組織システムとして，あるいは脳のモデルとして注目し，膨大な数の研究が行われた．

Rosenblattが当初発表したパーセプトロンは，2値のしきい素子で組み立てられた多層神経回路で，その中でも3個の層をもつ3層パーセプトロンが有名である．しかし最近では，式(2・3)のようなシグモイド型のアナログ的な入出力特性をもつ素子を多層に組み合わせた回路を一般にパーセプトロンとよぶことが多い．

（a）回路構造の概略図

（b）細胞間の結合状態

図4・8　3層パーセプトロン

まず最初に，Rosenblattの3層パーセプトロンについて簡単に説明しておこう．これは3個の細胞層を図4・8(a)のように階層的に結合した神経回路モデルである．これらの層の細胞を，Rosenblattにならって，それぞれSユニット(sensory unit)，Aユニット(association unit)，およびRユニット(response unit)とよぶことにしよう．Sユニットは網膜の視細胞のようなものを想定しており，4・1節の網膜モデルや4・2節の特徴抽出機構のモデルのU_0層の細胞と同様に，外界の刺激を受け入れる受容細胞である．一方，Rユニットはパーセプトロンの最終的な反応出力を出す認識細胞であり，SユニットとRユニットとの間の神経回路を構成する細胞がAユニットである．最も単純なパーセプトロンの場合は，図4・8(b)のように，Rユニットの数は1個だけである．

入力パターンがSユニット上に投射されると，光があたった細胞は出力1を，あたらなかった細胞は出力0をだす．SユニットからAユニットへは，多対多のランダムな固定結合があり，各結合の強度は+1または-1である．この結合は，パーセプトロンを設計する段階でランダムな値に設定するが，その後は固定されて，学習によっても変化しない．Aユニットは2値のしきい素子で，入力刺激の加重和が一定のしきい値を越すと出力1を出し（発火状態），そうでなければ出力0を出す（静止状態）．

Aユニットの出力は可変結合（可塑シナプス）を経てRユニットに送られる．このRユニットも2値のしきい素子である．Rユニットが1個だけの3層パーセプトロンは，Rユニットの出力が1であるか0であるかに対応して，刺激パターンの集合を2組に分類する．

パーセプトロンの"学習"の目標は，刺激パターンの集合を正しく2組に分類するようにさせることである．学習は，パーセプトロンの外部にいる"教師"の指示に従って，AユニットとRユニットとの間の結合の強度（つまりRユニットの入力結合）と，Rユニットのしきい値とを少しずつ変化させていくことによって進められる．

学習方法としては種々のものが考えられているが，ここでは**誤り訂正学習法** (learning by error-correction)の一方式を紹介しよう．誤り訂正法では，呈示された刺激パターンに対するパーセプトロンの反応（Rユニットの出力）が誤った場合にだけRユニットの入力結合の強度としきい値を修正する．すなわ

ち，刺激パターンが1の組に属するのにRユニットの出力が0であった場合には，そのとき発火しているAユニットとRユニットの間の結合を一定値だけ増加させ，それと同時にRユニットのしきい値を減少させることによってRユニットが出力1を出しやすくなるように修正する．逆に，刺激パターンが0の組に属するのにRユニットの出力が1であった場合には，この逆方向の修正を加える．

このような学習法が有効かどうかについては数学的に詳しく調べられているが，ここでは結論だけを簡単に述べておこう．

パーセプトロンが，学習パターンの集合を正しく二つに分類することができるかどうかは，分類すべきパターン集合がどのようなものであるかによる．分類すべきパターン集合によっては，A-R間の結合をどのように選んでみても，パターンをすべて正しく分類することはできないことがある．そのようなパターンに対しては，パーセプトロンは解をもたないという．これに対して，もしRユニットの入力結合をうまく選べばパーセプトロンが正しい答えを出すようにできる場合には，そのようなパターン集合に対してパーセプトロンは解をもつという．

パーセプトロンが解をもつならば，A-R間の結合の初期値がどのような値であっても，上記のような誤り訂正学習を有限回繰り返すことによって，パーセプトロンはパターンを正しく分類できるようになることが数学的に証明されている[67]．これをパーセプトロンの学習に関する**収束定理**（convergence theorem）とよんでいる．

分類すべきパターンの種類によっては，わざわざAユニットを設けずに，SユニットとRユニットとを直接可変結合で結んだ2層の回路でも，パターンを正しく分類するように学習できることもありうる．しかし，文字パターンや図形パターンを扱う場合には，2層の回路で正しく分類できることはまれである．このような場合でも，Aユニットの数が十分にあって，3層パーセプトロンのS-A間の結合をパターン集合の性質に適合させて巧妙に選ぶならば，正しい分類が可能になる．だが，通常の3層パーセプトロンでは，S-A間の結合はランダムに定められていて，これが必ずしも適当な値になっているとはいえない．S-A間の結合も学習によって変えていくには，たとえば，以下に述べるバック

4・3・2 バックプロパゲーション

3層パーセプトロンでは学習によって結合を変えられるのは最上位層の細胞の入力結合（A-R 間の結合）だけであった．しかし，中間層の細胞の入力結合（S-A 間の結合）も変えることができれば情報処理能力を向上させることができる．一般に，階層構造をもつ多層神経回路の情報処理能力は，層の数が増えるにつれて急激に増大する．たとえば 4・2 節で述べた視覚系の特徴抽出機構のモデルも，多層回路の能力を示す一例といえよう．

しかしこのような多層回路に対して，最上位層の細胞だけでなく中間の各層の細胞への結合をも学習によって自己組織化させようとする場合には，パーセプトロン流の教師あり学習の手法はそのままの形では適用できない．なぜならば，教師は，刺激が一つ与えられるごとに，最上位層の細胞に対してだけでなく中間層の細胞1個1個に対しても，その反応が正しいか正しくないかを逐一教えてやらなければならない．しかし中間層の細胞がどのような出力を出すべきかは，直感的にはわからなかったからである．

多層回路に対して有効な誤り訂正型学習方法の一つに，**バックプロパゲーション**（back propagation; あるいは backward error propagation）とよばれる手法がある[68]．この方法では，回路内のすべての結合に対して，それぞれの結合の値が出力細胞の出力の誤りに対してどれだけ荷担しているかを計算して，誤差を減らす方向に補正していくのである．つまり，ある結合の値をわずかに増加させたら，そのときのパーセプトロンの誤りがどの程度減るか増えるかを計算して，誤差が最も急激に減る方向に向かって結合の値を動かしていくのである．

バックプロパゲーションでは，各結合の値のわずかな変化が回路全体の誤差にどのような影響を与えるかを計算しなければならないので，神経回路を構成する各細胞の入出力特性を定める非線形関数は，すべての入力値に対して微分可能である必要がある．したがって，2値のしきい素子ではなく，たとえば式 $(2・3)$ のようなＳ字（sigmoid）型の飽和特性をもつアナログ型モデル（2・3節参照）を用いる．回路の層の数は3層に限らず，もっと多層の回路でもかまわない．

バックプロパゲーションを用いると，回路内の細胞数さえ適当に設定されていれば，各入力に対してどのような出力を出すべきかという学習データセットを与えるだけで，いかなるデータセットでも学習させることができる．このために，視覚情報処理の問題だけでなく，たとえば天気予報や，株価の変動予測というような問題に対しても人工神経回路を用いようとする試みがなされている．

しかしバックプロパゲーションも万能の学習法ではない．バックプロパゲーションによる学習では，学習パターンを相当な回数繰り返して呈示して学習させる必要があり，問題によっては非常に大きな計算量を必要とする．

また回路設計に際しては，中間層の細胞数をいくつに設定するかが，回路の情報処理能力を大きく左右する．細胞数が多すぎると，教えられたデータだけは正しく答えるようになっても，未学習のデータに対しても正しい答えを出すという汎化の能力は生じない．逆に中間層の細胞数が少なすぎると，学習パターンを正しく記憶することもできない．ところが実世界でわれわれが遭遇するデータでは，学習パターンにもある程度のノイズが含まれているのが普通である．そのために，データを観測するだけで，神経回路の最適規模を判定するのは非常に困難で，最適規模を判定する一般法則は見つかっていない．

バックプロパゲーションで学習した神経回路が汎化能力を示すといっても，視覚パターンや聴覚パターンに対して人工神経回路が示す汎化能力が，人間が示す汎化能力と同じであるという保証はない．ところが，たとえば手書き文字認識を神経回路に行わせる場合には，人間と同じ汎化能力をもっていてくれないと困る．手書き文字は，書く人によって筆跡が異なるだけでなく，同じ人でも書くたびに文字の形は少しずつ異なったものになる．したがって，あらゆる変形パターンをあらかじめすべて用意しておいて学習させるというようなことは現実問題として不可能である．そこで有限個のデータを学習させるだけで人間と同じような認識能力をもたせるためには，人工神経回路も人間と同じ汎化基準をもっていなければならない．人間と同じような汎化能力をもたせるためには，人工神経回路にもあらかじめ，人間の視覚神経系や聴覚神経系と基本的に同じ回路構造をもたせておく必要があると考えられる．

4・3・3 ネオコグニトロン

ネオコグニトロン（neocognitron）は，視覚パターン認識能力をもつ多層の人工神経回路で，福島によって考案された[69]〜[71]．入力パターンが変形したり，大きさが変わったり，あるいは位置がずれたりしても，あまり影響を受けずに正しくパターンを認識する．ネオコグニトロンの構造は，Hubel と Wiesel の古典的な階層仮説をヒントにして考案された．

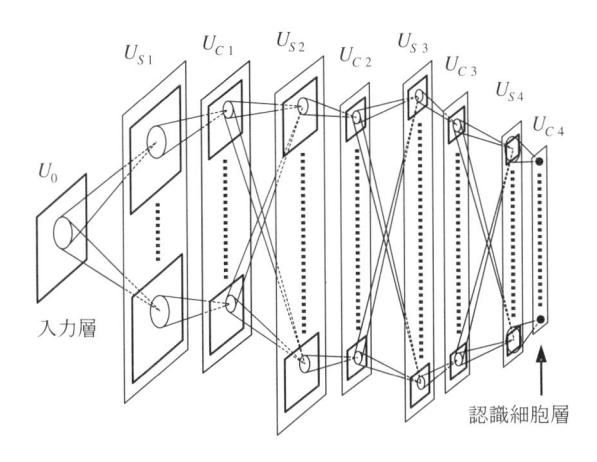

図 4・9 ネオコグニトロンの基本構造

図 4・9 に示すように，多層回路の最下位層 U_0 は，視細胞（光に反応する細胞）が並んだ入力層である．その後ろには，S 細胞と名づけた細胞の層 U_S と，C 細胞と名づけた細胞の層 U_C とが，交互に何段も結合されている．つまり，S 細胞層と C 細胞層とが組になって，一つのモジュール（細胞段）を形成し，そのようなモジュールが何段も積み重なって階層構造をなしている．

S 細胞は，入力パターンの特徴を抽出する細胞である．生理学でいう単純型細胞（simple cell）に似ているので，その頭文字をとって S 細胞と名づけられた．C 細胞は複雑型細胞（complex cell）に似た性質をもっている．後述するように，この C 細胞が，ネオコグニトロンに汎化の能力をもたせるうえで重要な役割を果たしている．

ところで一つの細胞層内では，同一の特徴を抽出する細胞どうしが，それぞれ 2 次元平面状に集まってサブグループを形成している．このような細胞の集

合を細胞面とよぶ．図4・9において太線で囲んだ四角形が個々の細胞面を表している．同一細胞面内の細胞は，いずれも同一構造の受容野をもつが，その受容野の位置は細胞ごとに異なっている．これは，一つの細胞面内の細胞がすべて，同一の空間分布の入力結合をもっているからである．換言すれば，細胞面間には並進対称性のある結合が形成されている．一つの細胞層内にはこのような細胞面が多数存在する．

　入力層に与えられた視覚パターンの情報は，このような回路の中で処理されながら上位の層に伝えられていく．認識結果を示すのは，最上位層(図4・9ではいちばん右側)のC細胞である．

　ネオコグニトロンでは，個々の細胞は一つ前の層から信号を受けとっているが，前層のすべての細胞から信号を受けとっているわけではない．比較的狭い範囲にある細胞だけからしか結合を受けとっていない．しかも，信号を送り出している細胞と，信号を受けとっている細胞とは，それぞれの層の中でほぼ同じような位置を占めている．つまり retinotopy が保たれているのである．

　下位の層のS細胞は，小さい受容野をもっていて，入力パターンの局所的な特徴を抽出する．たとえばアルファベットのAを学習したネオコグニトロンのいちばん下の段 (U_{S1}層) には，図4・10に示すように，Aという文字の種々の部分パターン，すなわち局所的特徴に反応するS細胞が並んでいる．

　このような局所的特徴を抽出するS細胞が，どのような組み合わせで反応しているかを見ているのが，その次の段 (U_{S2}層) のS細胞である．この細胞は，前の段 (U_{S1}層) の細胞に比して，もう少し大きな受容野をもっていて，大局的な特徴を抽出している細胞であるということができる．

　そのもう一段上には，この大局的な特徴を抽出する細胞の出力をたくさん集めて，もっと大きい特徴をみている細胞がある．つまり，この細胞は，大局的な特徴をみる前段の細胞の反応を介して，間接的に入力層全体の情報を捕らえていることになる．したがって，Aというパターンが与えられるとAに対応した細胞が出力を出し，Bというパターンが与えられるとまた別の細胞が出力を出す．

　S細胞とC細胞との間の結合は，HubelとWieselの古典的な階層仮説と同じような結合がある．すなわち1個のC細胞は，いくつかのS細胞から固定結

4・3 パターン認識 **81**

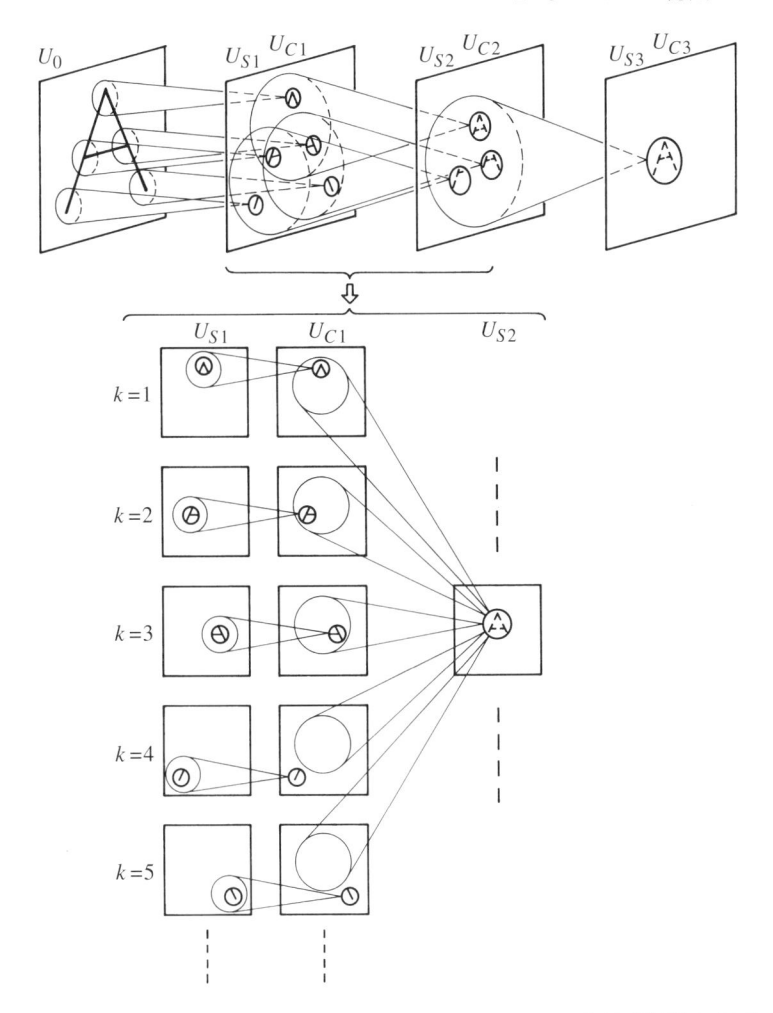

図 4・10 ネオコグニトロンでの階層的な情報処理の原理（福島[69],[70]を変更）

合を受けとっていて，そのうちのどれか一つの S 細胞が出力を出せば，C 細胞も出力を出すようになっている．これらの S 細胞はいずれも同じ形の特徴を抽出するが，受容野の位置は S 細胞ごとに少しずつ異なっている．つまり，1 個の C 細胞は，わずかに場所が違ったところから，同じ特徴を抽出してくるような一群の S 細胞の出力を受けとっている．したがって，入力パターンの位置が少し変わって，ある特徴の場所が入力層（網膜）の上で少しずれると，最初と

は異なる別のS細胞がその特徴を捕らえて反応するかもしれないが，いずれにしても，これらのS細胞の出力を全部まとめて受けとっているC細胞は，出力を出し続けることになる．つまりC細胞は，S細胞が抽出した特徴の，位置ずれの影響を吸収する性質をもっている．

多層回路内にはS細胞の層とC細胞の層とが交互に繰り返して階層的に結合されているので，入力パターンの情報は，多層回路内の各段でS細胞による特徴の抽出とC細胞による特徴の位置ずれの許容化を繰り返しながら上位段に送られていくことになる．この過程において，下位段で抽出された局所的な特徴は，しだいに大局的な特徴に組み上げられていく．このようにして最上位段のC細胞は，大局的な特徴をみる前段の細胞の反応を介して，間接的に入力層全体の情報を捕らえて反応し，認識細胞として働くことになる．その結果，Aというパターンが与えられるとAに対応した細胞が出力を出し，Bというパターンが与えられるとまた別の細胞が出力を出す．

このとき，入力パターンの拡大や縮小をはじめとする種々の変形に伴う局所的特徴の相対的な位置ずれの影響は，C細胞の働きによって少しずつ吸収されるので，最終的には入力パターンのかなりの変形に対しても影響されない出力を得ることができるのである．たとえば図4・11（a）のように，3個の局所的な特徴を組み合わせた大局的特徴を抽出する中間段のS細胞に注目してみよう．このS細胞は，このような3個の特徴が，図のような位置関係を保って並んでいることを学習段階に覚えた細胞である．学習段階では，きれいなAというパターンだけしか見せられていないのである．しかし，学習が終わったあとには，C細胞の働きによって，これらの3個の局所的特徴の位置が多少ずれても，図に点線の円で示した程度の位置ずれであれば許容する．したがって，図4・11

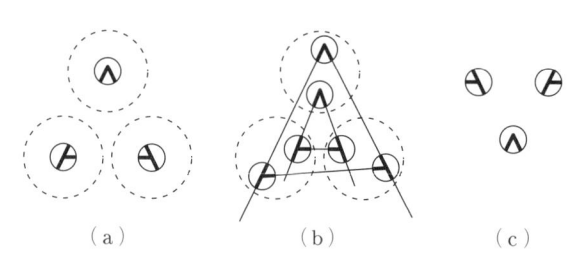

(a)　　　　(b)　　　　(c)

図4・11　変形に強いパターン認識の原理（福島[72]）

(b)のように，大きいAというパターンを見せられても，小さいパターンを見せられても，3個の特徴はそれぞれの点線の円内に入っているので，正しく認識する．このように，学習段階で与えられなかったパターンでも正しく認識するのである．

ここでたいせつなことは，C細胞によって位置のずれを許容するといっても，一度にあまり大きく許容してしまわないことである．1段での許容度をあまり大きくしすぎると，たとえば，図4・11（c）のようなパターンが入ってきても，これもAの一部だと間違ってしまう．「各段で少しずつ位置のずれを許容しながら，最終的には非常に大きい位置のずれを許す」という操作が，位置ずれに強いパターン認識をするだけではなく，変形に対しても非常に強いパターン認識をするうえに大きく役立っているのである．

別の見方をすると，このようなC細胞の働きは一種のボカシ操作であると解釈することもできる[73]．S細胞は，その入力結合の強度分布の形で記憶した基準パターンと，前層の細胞の反応の空間パターンとを比較して，両者の重なりが大きければ同一の特徴であると判断する．したがってこのままでは，パターンが少しでも変形すると両者の重なりが減って別のパターンであると判断してしまうことになる．そこでネオコグニトロンでは，位置ずれが多少あっても多少変形していても柔軟に対応できるように，比較すべきパターンをいったんC細胞層でボカシたうえで，S細胞によって類似性を比較しているのである．

しかしこのようなボカシを網膜上に投影された入力パターンに対して直接行うと，パターンの微細構造まで失われてしまい類似したパターンを区別できなくなってしまう．そこでネオコグニトロンでは，S細胞による特徴抽出を行った後にボカシを行うという操作を階層的に繰り返すことによって，汎化能力と分化能力とを両立させ，われわれ人間の感覚に近い特徴抽出能力を実現しているのである．

ネオコグニトロンでは，S細胞の入力結合を学習によって変えることによって，特徴抽出細胞をつくり上げていく．学習には，**教師なし学習**（unsupervised learning, learning without a teacher）と**教師あり学習**（supervised learning, learning with a teacher）のいずれの手法を用いることも可能であるが，ここでは，生物系により近い教師なし学習について説明しよう．

ネオコグニトロンに用いられている教師なし学習[74]は，**winner-take-all**型の**競合学習**（competitive learning）である．学習パターンが与えられるごとに細胞の間で競合が起こり，そのときいちばん大きな反応出力をだしている細胞だけが入力結合を変えることができる*．それでは，最大出力を出した細胞が具体的にどのように入力の結合を変えるかというと，それは，この細胞に信号を送り込んでいる細胞がどれくらい強く反応しているかによる．大きい出力を出している細胞からの結合は強められるが，出力が出ていない細胞からの結合は変化しない．

このような競合は，神経回路内の各所で起こるが，競合の起こる範囲はあまり大きくない．つまり，ある狭い競合範囲ごとに最大出力を出した細胞が選ばれ，その最大出力細胞だけが入力の結合を変えることができるのである．

このようにすると，最大出力で反応した細胞の入力結合は，そのときの入力刺激にぴったりと一致したテンプレートのような形に成長することになる．たとえば，A というパターンが与えられたときに，ある細胞がたまたま最大出力をだしたとすると，その細胞の入力結合は A というパターンにぴったり一致するマスクのような形になる．つまり，この細胞は A に反応する細胞として成長していく．次に B というパターンが与えられると，先ほどの細胞はすでに A に対して反応するような性質を身につけてしまっているので，B には反応しない．したがって今度は，その周りにあるほかの細胞で，そのときたまたま B に対して大きい出力を出した細胞が B に対して反応するようになっていく．このようにして，細胞どうしの分業体制が自動的に形成されていく．したがって，同一のパターンや同一の特徴に反応する細胞が回路内に重複してつくられることがなく，むだな回路の形成を防げる．

図 4・12 は，0 から 9 までの手書き数字認識のために設計したネオコグニトロンの，回路構造と，回路内の細胞の反応状態（S 細胞の反応は省略）の一例を示している．この回路では，入力層 U_0 の後ろに，オン中心型とオフ中心型受

＊ ネオコグニトロンでは，細胞面間の結合が並進対称性をもっていなければならない．このような条件を保ちつつ自己組織化を進めるために，最大出力細胞は，自分自身への入力結合を強化するだけでなく，結晶成長における"核"のような役割も果たす．すなわち最大出力細胞は，自分と同じ細胞面の細胞の入力結合にも影響を与えて，その細胞面の細胞は，最大出力細胞と同一の空間分布の入力結合をもつように自己組織化されていく．

容野をもつコントラスト検出層 U_G が組み込まれている．U_{S1} 層の S 細胞は，種々の傾きのエッジ（白と黒の境界）を検出するように学習させてある．左側の入力層 U_0 に提示されたパターンに対して，右端の認識細胞層 U_{C4} では，8 に対応する細胞 1 個だけが反応していて，入力パターンを正しく認識していることがわかる．

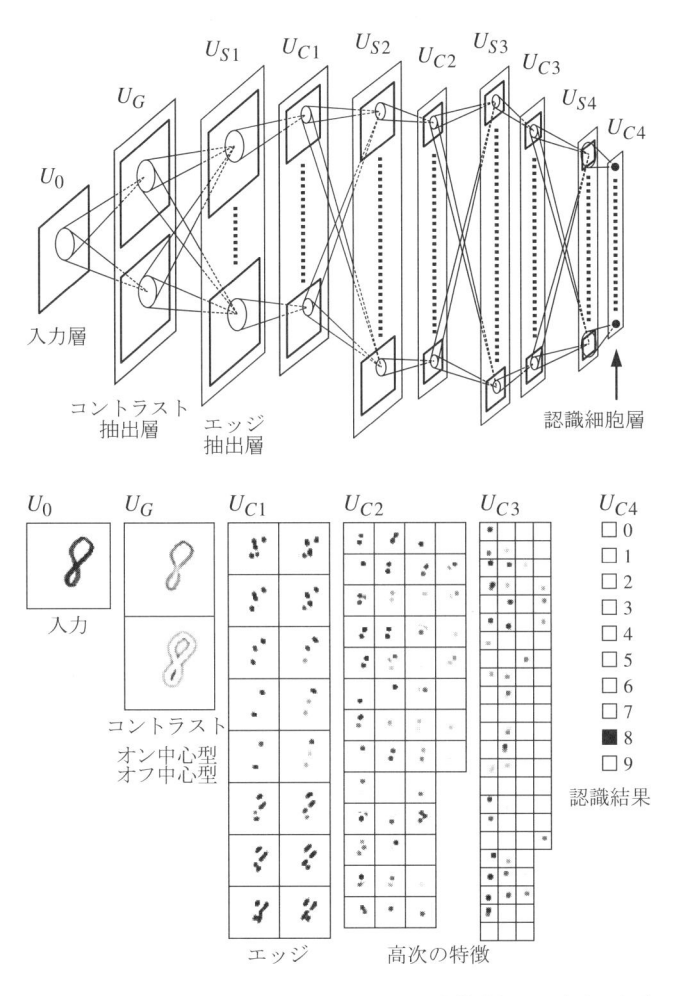

図 4・12 手書き数字に対するネオコグニトロンの回路構造と，回路内の細胞の反応の例

4・4 アクティブビジョン

われわれが物を見る場合，視覚神経系は外界のイメージを単に受動的に受け入れて処理しているのではない．関心のある箇所に眼球を動かしたり注意を集中したりして，自分が必要とする情報を能動的に取り入れている．視覚や聴覚などの感覚情報処理は，不必要な情報を切り捨てることである，といっても過言ではない．

4・4・1 選択的注意

選択的注意（selective attention）は，目的に応じて能動的に入力情報を取捨選択するための機構である．選択的に注意を働かせるためには，神経系の中を下から上に（末梢から中枢に）向かって流れるフォワード（求心性，ボトムアップ）信号と，上から下に向かって流れるバックワード（遠心性，トップダウン）信号との相互作用が重要な役割を果たしている．生理学実験でも，動物が何に注意を向けているかによって視覚系の細胞の反応特性が変化することが報告されている[75],[76]．このような機構を取り入れた神経回路モデルとしては，福島が提唱した**選択的注意のモデル**（selective attention model）[72],[77]や，Grossbergらの**ART**[78]などがある．

福島の選択的注意のモデルは図4・13のように，ネオコグニトロン型の階層型の多層回路に，バックワードの信号を伝える結合を付加した構造をもっている．バックワードの系は，フォワードの系を鏡に映したような構造をもっている．両者の違いは信号の流れの方向だけである．フォワードの系では下から上へ信号が送られていくのに対して，バックワードの系では上から下にもどってくる．

入力層に刺激パターンが与えられると，フォワードとバックワードの回路で形成されるフィードバックループの中を，信号がぐるぐる回りはじめる．しかし，信号は，フォワードの系とバックワードの系の中を，互いに独立に流れているわけではない．二つの系は，互いに相手側の信号の流れを強め合ったり弱

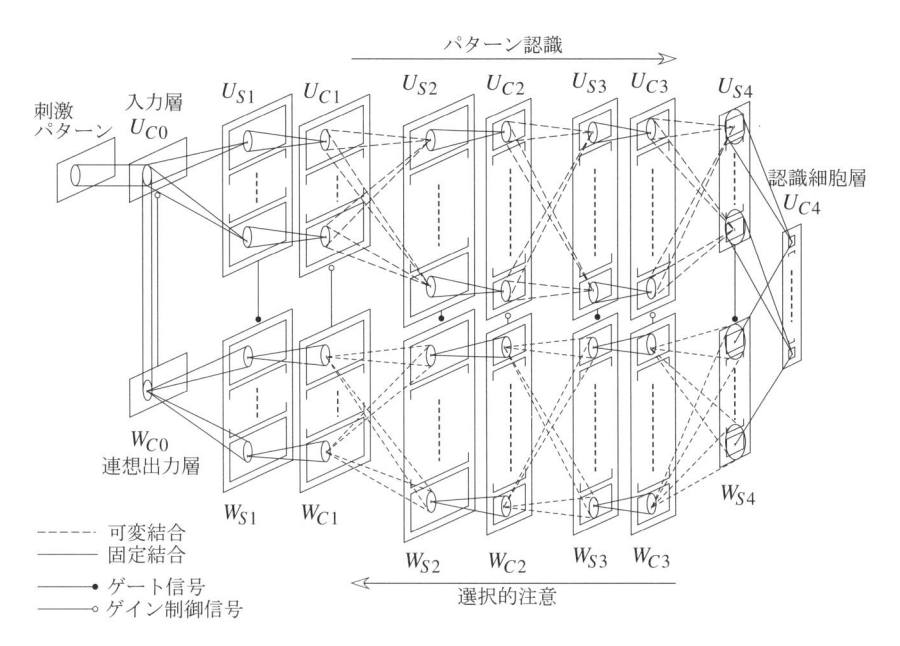

図 4・13 フォワードとバックワードの信号の流れをもつ選択的注意のモデル
（Fukushima & Imagawa[79]）を変更）

め合ったりするような信号を授受し合っている．

　つまり，フォワードの系からバックワードの系に対しては，信号の流れの経路を制御する信号を送っている．このため，バックワードの信号は，フォワードの信号と同じ経路を逆向きにたどって流れていくようになる．また逆に，バックワードの系からは，そのバックワード信号が流れている経路に対応したフォワードの系の経路に向けて，フォワードの信号を流しやすくするような制御信号を送っている．これは，入力刺激の中の特定の部分だけに注意を集中する働きをしているということができる．したがって，回路の中を信号がぐるぐる回っているうちに，回路の反応は時間とともに次第に変わっていく．

　フォワードの回路は，ネオコグニトロンとほぼ同じ構造をもっていて，パターン認識の処理を行っている．フォワードの系のいちばん下にあるのが入力層で，ここに刺激パターンが与えられる．いちばん上にあるのが認識細胞層である．

　この認識細胞層の細胞の出力は，今度はバックワードの系を通って下にもどっ

ていく．バックワードの系のいちばん下にあるのが，連想出力層である．この層の働きについては，いろいろな解釈ができるが，**連想出力**（associative recall）の現れる層，あるいは**セグメンテーション**（segmentation，切り出し）の出力が現れる層であるということができる．

なぜセグメンテーション出力層とよべるかというと，たとえば入力層に '2' と '3' という二つのパターンが与えられたとすると，この回路はある瞬間には '2' のほうに注意を向けて，これは '2' であるという答えを認識出力層に出すと同時に，「'2' はこういう形をしてこの場所にあった」といって，'2' の部分だけを切りだした結果をこの層に出すからである．

この同じ層を，連想出力層とよぶこともある．それは，入力層に不完全なパターン，すなわち，かすれたパターンや汚れたパターンをみせても，回路の中を信号が回っているうちに，かすれや汚れが修復されたきれいなパターンが連想出力層に現れてくるからである．

以上をまとめると，このシステムは図 4・14 に示すように，二つ以上のパターンが同時に与えられても，個々のパターンを順番に認識し，切り分けていくことができる．不完全なパターンが与えられても，それを修復した完全なパターンを連想することができる．入力に含まれている汚れ（ノイズ）を除去する働きもある．しかもこのような機能が，刺激パターンが学習パターンとは異なった

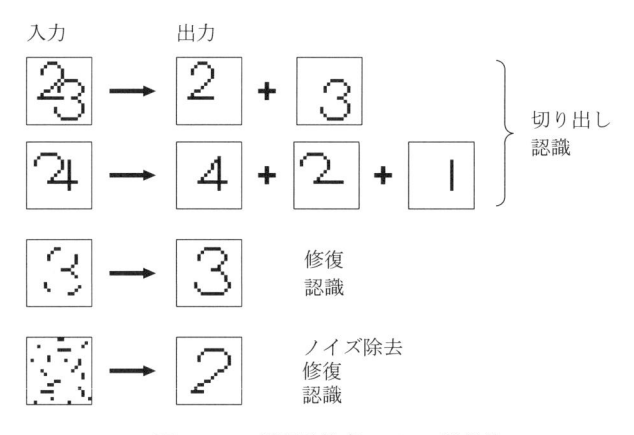

図 4・14　選択的注意モデルの諸機能

位置に与えられたり,あるいは形が歪んでいる場合にも正しく働く.

この選択的注意のモデルの考え方を用いると,英文筆記体の続け文字を読みとるシステムをつくることもできる[79].また,顔のパターンから目や鼻などを分離して切りだす目的にも使える[80].

4・4・2 動きと形の並列処理

哺乳動物の視覚系では,形の情報を処理する経路と動きの情報を処理する経路とが別々に存在し,形と動きの情報はそれぞれ別の経路をたどって並列的に処理されている.しかしこれらのチャネルは互いにまったく独立に働いているのではなく,相互に作用しあいながら視覚情報を処理している.

もう少し詳しく述べよう.3章で述べたように,大脳皮質は機能の異なる多数の領野からなる.これらの領野の中で,後頭葉から側頭葉に至る経路が形のチャネルで,ここでは視野内の物体の形や色など,物体視に関する情報を分析している.後頭葉から頭頂葉に至る経路は動きのチャネルで,物体の動きや空間的位置など空間視に関する情報処理を行っている.情報の分析は各チャネルで並列的に行われ,たとえば形のチャネルの高次領野(IT野など)では視野の中にどのような形が存在しているかを認識し,動きのチャネルの高次領野(MST野など)では視野中の物体の動きや自己の運動等により生じる視野全体の動きなどを検出している.

この両チャネルとも階層構造をもち,細胞の受容野の大きさは階層が高くなるほど大きくなり,その反応は網膜上の位置には影響を受けなくなっていく.その結果,IT野やMST野などでは,各細胞はほとんど網膜全面を覆うほど大きな受容野をもち,網膜位置情報はほとんど消失している.そこで視野の中に複数の物体があったとき,各チャネルの高次領野に生じる反応のうち,同一物体に起因するものどうしの対応をいかにしてとっているのか,ということが問題となる.

たとえば視野の中に右方向に動く三角形があったとしよう.形の処理系の上位段では三角形に対応する細胞が反応し,動き処理系の上位段では右方向に対応する動き検出細胞が反応するであろう(図4・15(a)).それでは,視野の中に右方向に動く三角形と,上方向に動く四角形とが同時に提示されたらどうな

90　4 章　視覚系の神経回路モデル

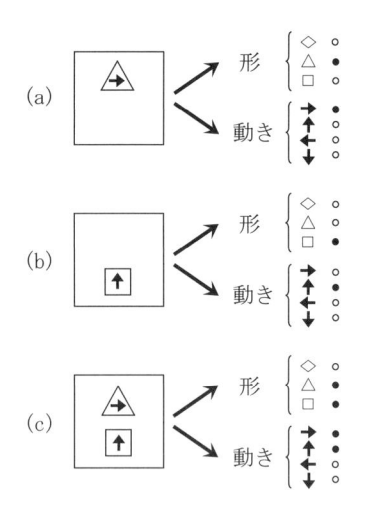

図 4・15　結びつけ問題

るであろうか．形の処理系では三角形に対応する細胞と四角形に対応する細胞とが反応し，動き処理系では右方向の動きに対応する動き検出細胞と上方向の動きに対応する動き検出細胞とが反応するであろう（図4・15（c））．このとき脳は，三角形が右方向に動き四角形は上方向に動いていることを，どのようにして知ることができるのであろうか．どのような機構によって，三角形に対する認識細胞の反応と，右方向の動き検出細胞の反応とを正しく対応させているのであろうか．このような問題は一般に**結びつけ問題**（binding problem）とよばれており，その機構を説明する仮説がいくつか提唱されている．

　一つは，細胞発火の同期，非同期により区別するという考え方である[81),82)]．すなわち図 4・16 に示すように，脳内で同一の物体の処理を担う細胞はすべて

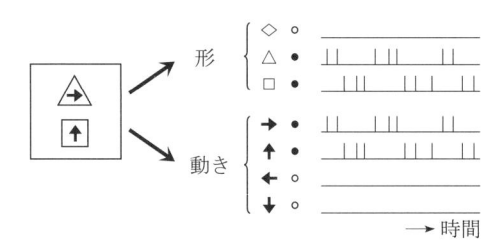

図 4・16　結びつけ問題を発火の同期によって解いているという仮説

同一のタイミングで発火し，他の物体の知覚に関与している細胞群はそれとは異なるタイミングで同時に発火する，という仮説である．

また別の考え方として，図 4・17 に示すように，視野の各場所で抽出された種々の特徴（方位，色，動き，など）を，"注意"の"スポットライト"が照らしだし，照らしだされた位置に対応する特徴どうしが結合される，という仮説が提唱されている[83)〜86)]．

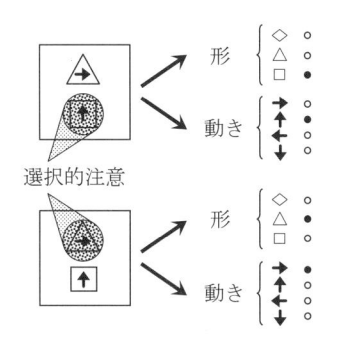

図 4・17 結びつけ問題を選択的注意によって解いているという仮説

ところで形のチャネルにも動きのチャネルにも，フォワード結合だけでなくバックワード結合があり，各チャネル内に一種の正帰還ループが形成されていることが解剖学的にわかっている．このとき，フォワード結合は，形のチャネルと動きのチャネルとではっきりと分離されていて相手側のチャネルには入り込んでいないのに対し，バックワード結合は両チャネルにまたがって広がっており，下位の層にフィードバックされてくる信号は自分のチャネルだけでなく相手側のチャネルにも伝えられるようになっているという[87),88)]．このような知見をもとにつくられたモデルの一例として，菊池・福島が提唱したモデル[86)]を紹介しよう．

このモデルは図 4・18 に示すように，形の処理系と動きの処理系の二つのチャネルからなる．形の処理系の最上位段は IT 野を想定した認識層であり，動きの処理系の最上位段は MST 野を想定した運動方向の知覚層である．それぞれの処理系はフォワードとバックワードの双方向の結合をもち，バックワードの信号は自分のチャネルだけでなく相手側のチャネルにも送られるようになって

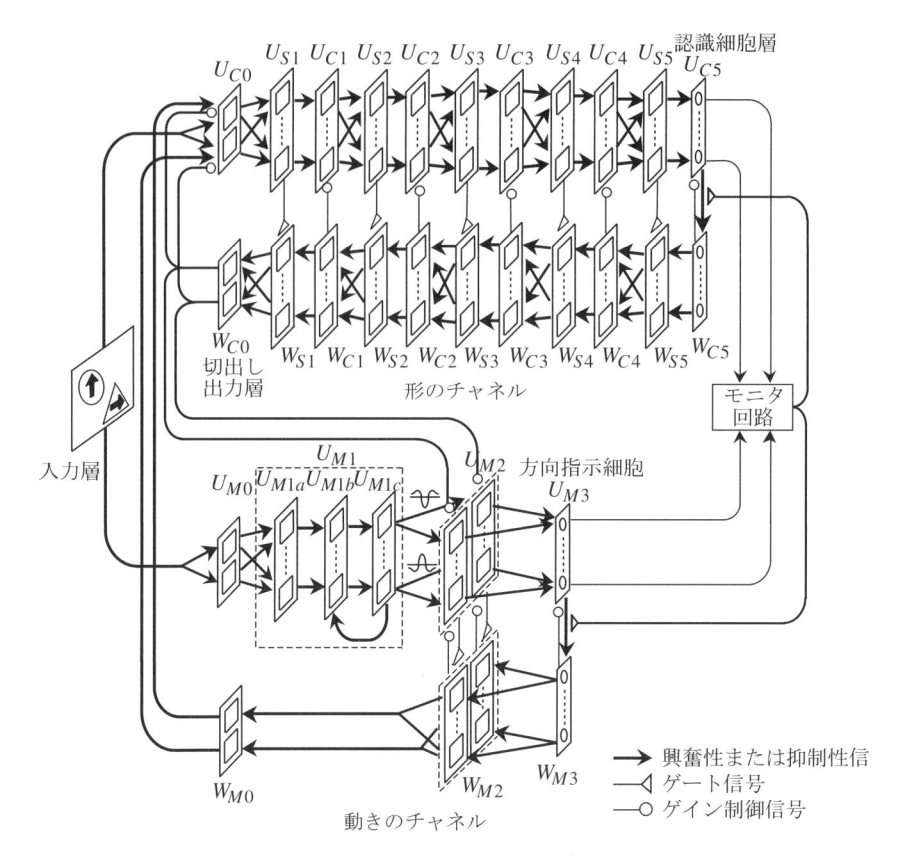

図 4・18 形と動きの両処理系をもつ神経回路モデル
(Kikuchi & Fukushima[86] を変更)

いる．

　形のチャネルは前述の選択的注意のモデルとほぼ同じ構造をもっており，視野内の一つの物体に注意を向けて認識し，その物体を切りだしてくる．動きのチャネルもやはり，フォワード信号とバックワード信号の相互作用によって，特定の一つの物体だけに注意を向け，その物体の動きの方向を検出する．この二つのチャネルの選択的注意機構はそれぞれ独立に働くのではなく，相手側のチャネルから送られてくるバックワード信号の影響を受けて，つねに同じ物体に注意を向けるようになる．その結果ある時刻には，形のチャネルの最上位段

では，視野内の一つの物体の形を認識し，動きのチャネルの最上位段ではその物体の動きの方向を抽出する．

一つの物体に対する注意の集中がしばらく続くと，回路の反応はしだいに定常状態に達する．回路の反応が定常状態に近づいたことを検出し，他の物体に注意を切り替えるようなメカニズムがモデル内に組み込まれている．そこでこのモデルは，視野内の物体に順番に注意を切り替えて，それらの形と動きを一つずつ検出していく．

このようなテストパターンに対するモデルの反応の一例を示そう．このモデルの形のチャネルには，あらかじめ三角形，長方形，菱形などを学習パターンとして呈示して教師なし学習によって自己組織化させてある．テストパターンは，ランダムドットで形成されたパターンである．物体も背景も一様なランダムドットからなるが，物体の内部は特定方向に動くランダムドットで，背景は静止したランダムドットである．物体の輪郭の位置は静止している．したがって，このテストパターンの1フレームだけをみても意味のある形は見えないが，

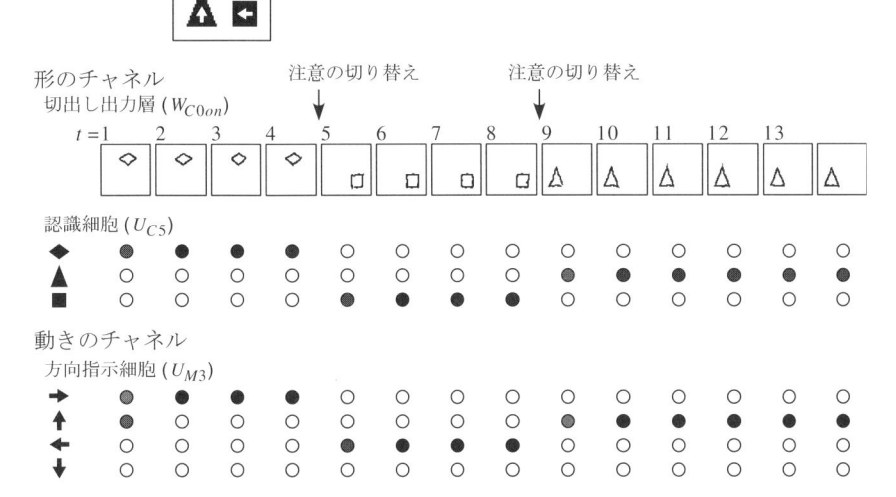

図4・19 形と動きの両処理系をもつ神経回路モデル．動くランダムドットで構成された三角形，菱形および正方形に対する反応（Kikuchi & Fukushima[86]）を変更）

連続したフレームを見れば動きがあるのでわれわれは物体の形を明確に知覚できる。図4・19に示した反応例では，テストパターンは，図の上部に示すように，上方向に動く三角形，右方向に動く菱形，および左方向に動く正方形を含んでいる．

図には，切出し出力層（形のチャネルの遠心性経路の最下位段），認識細胞層（形のチャネルの最上位段），動き方向指示細胞層（動きのチャネルの最上位段）の反応を示してある．最初に，右に動く菱形，続いて注意の切り替えによって左に動く正方形，2回目の注意の切り替えによって上に動く三角形が検出されていく様子が見られる．

4・4・3　眼球運動

能動的パターン認識においてもう一つ重要なのが**眼球運動**（eye movement）である．ヒトの網膜は**中心窩**（fovea）の部分は高い解像力をもっているが，少しでも中心窩をはずれると視力は急激に減少する．われわれが物を細かく識別できるのは網膜内でも中心窩付近に限られている．このために眼球を絶えず上下左右に動かし，見ようとする物体の像を中心窩付近にもってきて処理している．

しかし視力の悪い網膜の周辺部もむだに存在しているわけではない．周辺部は細かい物体の識別には役立たないが，点滅する光や物体の動きなどには敏感であり，もし外界の一部に急に変化が起こったりすると，その場所に対応した網膜周辺部が反応し，その方向に視線を向けるように眼球運動が起こる．また網膜周辺部がおおまかな物の形を把握するのにも役立っている．たとえば，適当な実験装置を用いて中心窩付近の限られた範囲だけしか見えないようにしてヒトに大きな図形を見せると，眼球を動かしてその物体の形を捕らえようとするが，網膜周辺部からの情報を受けとれないとその図形が何であるかはなかなか判断できない[89]．

さて，眼球は状況によって種々の異なった動き方をするが，代表的な動きに，**随従運動**（smooth pursuit movement）とよばれる連続的な動きと，**跳躍性運動**（saccadic movement）あるいは**サッケード**（saccade）とよばれる跳躍的な動きとがある．動く物体を眼球が追いかけるときにはこの両者の動きが現れる．一般に物体の動きが遅いときには，物体の動きに従って動く随従運動が起こる

が，物体の動きが大きくなって随従運動では追いかけきれなくなると，随従運動の成分は小さくなり，跳躍性運動が多くなってくる．

これに対して，静止したパターンを見ているときには，随従運動は現れず，跳躍性運動だけが現れる．ヒトの被験者に静止した文字や図形を呈示して，眼球の動きを測定すると，図4・20（a）のように，主として図形の角や，白と黒の境界の部分などに注視点を動かしてパターンを観測していることがわかる．

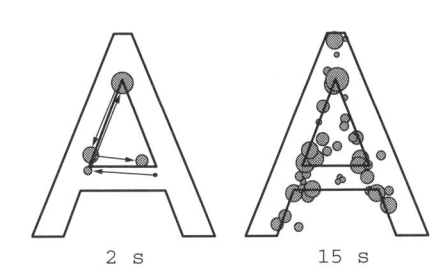

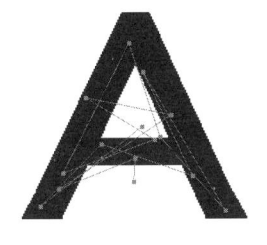

（a）ヒトの反応（渡部[90]を変更）　　（b）モデルの反応（青西・福島[92]）
図4・20　文字パターンを提示した場合の注視点の移動軌跡

網膜の解像力が網膜上の場所によって異なるのは，網膜や大脳視覚野の細胞の受容野の大きさが場所によって異なるためである．また網膜皮質間の投射にも不均一性がある．中心窩が網膜上で占める面積は非常に小さいにもかかわらず，大脳視覚野では，網膜の中心付近に受容野をもつ細胞が，網膜周辺部に受容野をもつ細胞に比べて多くなっている[91]．つまり，視覚野では大部分の細胞が，中心窩付近から送られてくる情報の処理にかかわっているのである．

このような受容野の不均一性や網膜皮質間の投射の不均一性を考慮した視覚系のモデルの一例として，青西・福島のモデル[92]を紹介しよう．このモデルは図4・21のような回路構造をもっている．外界の光学像は網膜の視細胞層に投影され，網膜神経節細胞層でコントラスト成分が抽出される．神経節細胞の受容野は，中心窩付近では小さく網膜の周辺部では大きくなるように定めてある．次の中継細胞層は外側膝状体（あるいはその軸索終末の大脳皮質視覚野の第4層での分布）を想定している．網膜視細胞層から中継細胞層へは不均一な投射があるので，中継細胞層では図4・22に示すように，注視点（刺激パターンの左目付近の＊印の場所）の付近が拡大され，網膜の周辺部は圧縮されてい

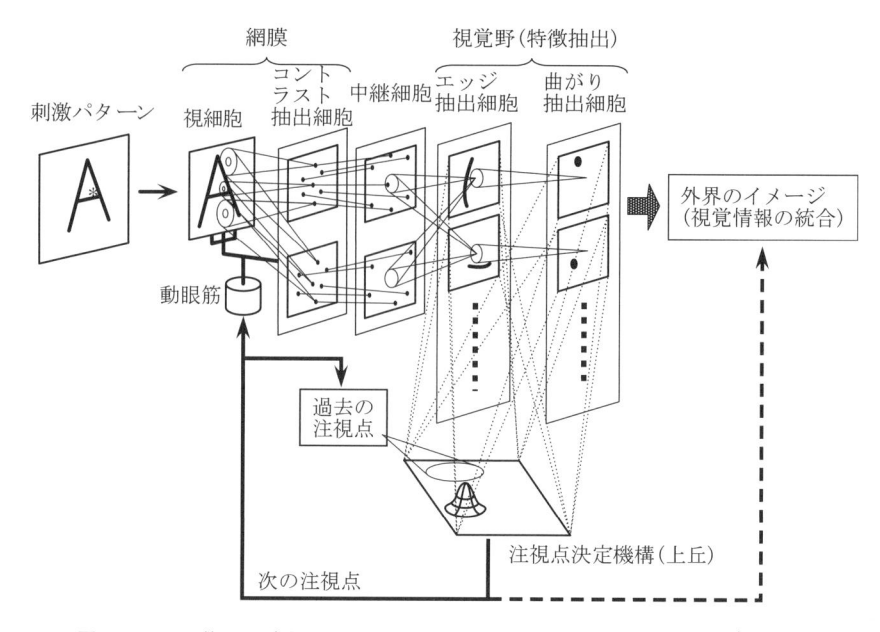

図 4・21 不均一な受容野をもつ眼球運動のモデルの構造(青西・福島[92])を変更)

る．視覚野ではこの情報から，種々の傾きのエッジ情報（単純型細胞）や，その曲がりの情報（超複雑型細胞）が抽出される．

このモデルは静止したパターン情報の処理機構だけに注目してつくられているので，眼球運動としてはサッケード（跳躍性眼球運動）だけを考えている．サッケードによる次の注視点の移動位置は，**上丘**(superior colliculus)を想定した細胞層(注視点決定機構)で決定する．ここには大脳皮質で抽出したエッジやその曲がりの情報が送られ，その情報密度の最も高い箇所が側抑制による競合によって選ばれ，そこが次の注視点となる．ただし，注視点が毎回同じ場所に繰り返して選ばれるのを防ぐために，注視点決定機構は，過去の眼球位置を記憶する記憶ユニットからの抑制信号も受けている．文字パターン A が与えられたときに，このモデルが注視点をどのように動かしていったかを示したのが図4・20(b)である．同図(a)に示したヒトの被験者の反応とよく似ていることがわかる．

脳は，このような眼球運動によって取り込んできた断片的な情報をつなぎ合わ

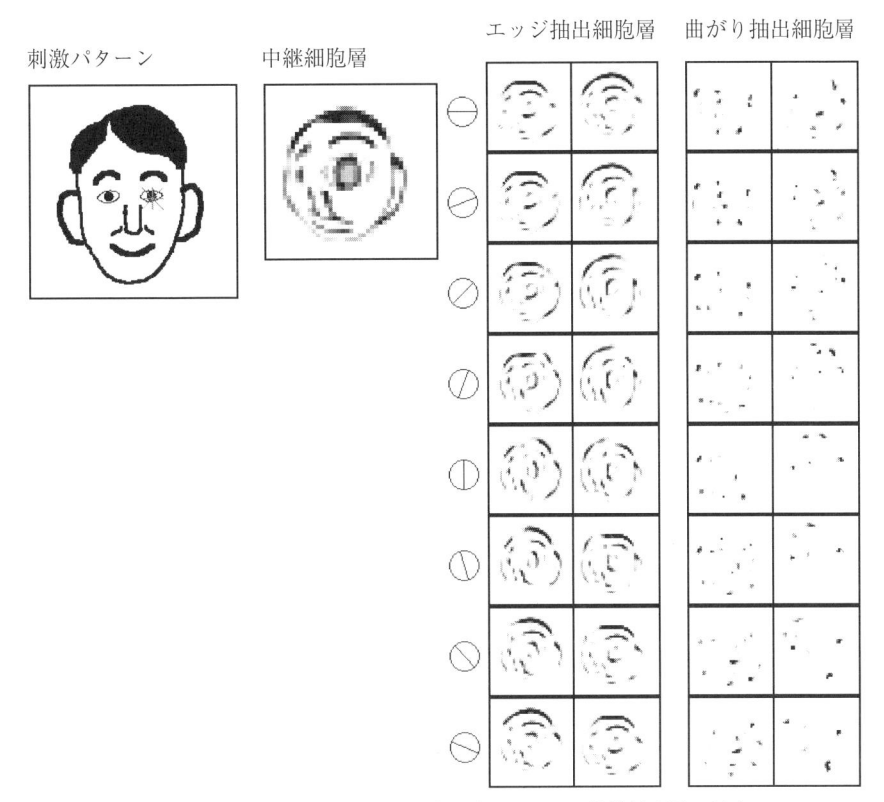

刺激パターン　　　中継細胞層　　　　エッジ抽出細胞層　曲がり抽出細胞層

図 4・22 不均一な受容野をもつ眼球運動のモデルの特徴抽出層の反応
　　　　　（青西・福島[92]）を変更）
　　　　　注視点の近く（＊印で示す左目付近）が拡大され，網膜周辺
　　　　　部は圧縮されている．

せて一つのまとまった外界のイメージをつくり上げていく．その生理学的なメカニズムはよくわかっていないが，モデルでは以下のような視覚情報統合機構を想定している．最初の注視点で取り込んだパターン（エッジ抽出細胞層などから送られてくる視覚情報）をひとまず一時的な記憶パターンとしてバッファに蓄える．その後注視点を移動させ，新しい注視点で取り込んだ情報を用いて，この記憶パターンを部分的に更新しながら解像度を上げていく．

　　　　　　　　　　　　　　　　　　　　　　　　　　　　　［福島邦彦］

5章 聴覚情報処理

5・1 音の物理的性質

　はじめに，この後の記述の理解を容易にするために，聴覚への刺激である音の物理的性質について簡単に述べておく．

　音の物理的性質を表す基本的な物理量は，**周波数**（frequency）と**音の強さ**（sound intensity）である．周波数とは1秒間に繰り返される音圧の周期的変化の数である．音波は空気中の気体分子の粗密波であるが，はじめに粗密の状態が正弦波状に変化している音波について述べる．このような波を**正弦波**（sinusoidal wave）とよび，さまざまな種類の音波の基本となるものである．

　図5・1は，音圧が正弦波状に変化した場合の，空間上のある一点での空気の中の気体分子の分布状態を示す模式図である．横方向は時間で，気体の密度の高い部分と低い部分が周期的に現れている．この図の粗密の差は，わかりやす

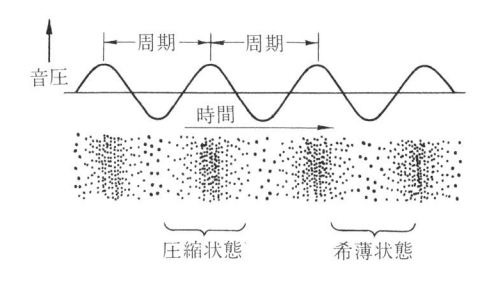

図5・1　音圧が正弦波状に変化した場合の気体分子の分布状態を示す模式図

くするためにきわめて大きくしているが，実際には大気圧を中心としたわずかの差である．

音波が正弦波である場合，時刻 t における瞬間的な空気の圧力 $p(t)$ は，
$$p(t) = A\sin(2\pi ft + \theta) \qquad (5\cdot 1)$$
として表される．正弦波は**周期** (period) T が $1/f$ である周期波形である．この正弦波が音となって知覚された場合，この音を周波数が f [Hz] である**純音** (pure tone) という．ここで，A は音圧変化の**振幅** (amplitude)，θ は**位相** (phase) である．あらゆる音の中で，感覚的には純音が最も澄んだ音色をもつ．

しかし自然界には純音はほとんど存在せず，ほとんどの音は周波数が異なる複数の純音が混合した**複合音** (complex tone) である．複合音のうち，弦楽器や管楽器の**音の高さ** (pitch) の明確な楽器音や音声の中の母音は，ほぼ周期的である．周期波形をもつ音の音圧の時間変化は，
$$p(t) = \sum_{n=1}^{m} A_n \sin(2n\pi ft + \theta_n) \qquad (5\cdot 2)$$
と表される．ここで，m は倍音の最高次数である．このように周波数が f, $2f$, $3f$, … などの正弦波を合成した音を**調波構造複合音** (harmonic complex tone) とよぶ．この場合，f を**基本周波数** (fundamental frequency) とよび，この成分を基本波，周波数が $2f$, $3f$, … などの成分を**高調波** (harmonic) という．基本波に対応する音を基音，第 n 高調波に対応する音を第 n 倍音という．基音と倍音のそれぞれを**部分音** (partial) ともいう．

また音の高さが明確でない音（たとえば，交通騒音や花火の音）も複合音ではあるが，基音は存在せず，連続的な無限個の周波数から合成されているとみなすことができる．このような場合には，波形は非周期的になる．

ある複合音について，どのような周波数成分がどのような強さの割合で含まれているのかを示したものを**スペクトル** (spectrum) という．横軸に周波数，縦軸に各周波数成分の振幅を示した図を振幅スペクトル，また縦軸に各周波数成分の位相を示した図を位相スペクトルとよぶ．式($5\cdot 1$)と式($5\cdot 2$)は，音波を音響波形として時間領域で表現したものであるが，スペクトルは周波数領域での表現である．時間領域での表現は周波数領域での表現に等価に置き換えら

れる．図5・2は，図(a)に示すような波形の複合音を，振幅スペクトルおよび位相スペクトルとして図(b)と図(c)にそれぞれ示している．このことを時間領域で見るために，図(d)に示すように振幅と位相がそれぞれ等しい300 Hz, 200 Hz, 100 Hzの正弦波の波形を合成（加算）すると，図(e)のように，周期が100 Hzと同じ複合波形になることを示している．

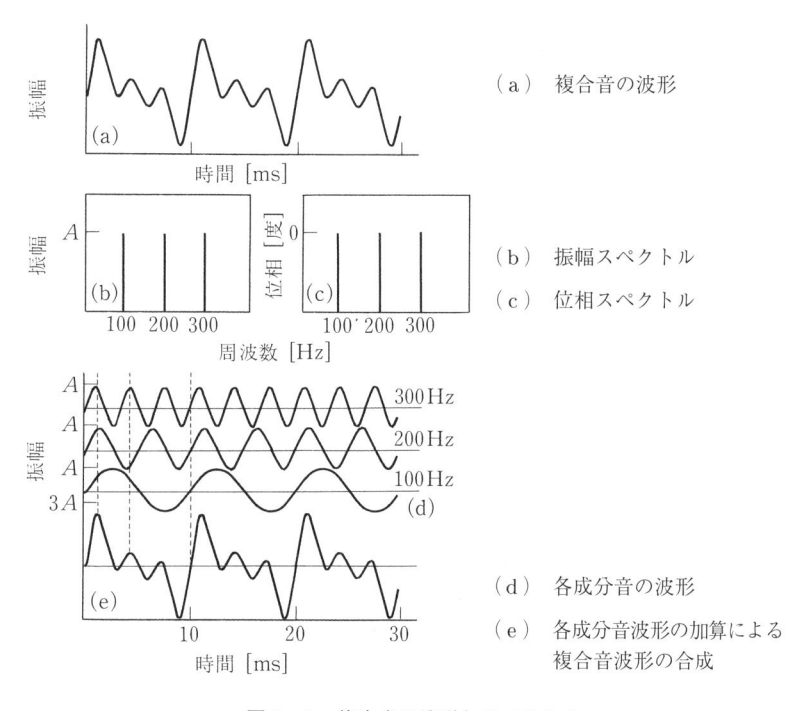

（a）複合音の波形
（b）振幅スペクトル
（c）位相スペクトル
（d）各成分音の波形
（e）各成分音波形の加算による複合音波形の合成

図5・2 複合音の波形とスペクトル

次に，音の強さについて述べる．音のないときの空気の圧力が p_0 [Pa] で，音によって瞬間的な圧力が $p(t)$ になったとき（時刻 t において），圧力の変化の1周期 T の間の2乗平均平方根の値を**音圧**（sound pressure）とよぶ．すなわち音圧は，

$$p = \sqrt{\left(\frac{1}{T}\right)\int_0^T (p(t)-p_0)^2 dt}\ [\text{Pa}] \qquad (5・3)$$

で表される．Paは圧力の単位で，パスカルと読む．

次に，音の強さ I は，

$$I = 0.0024\,p^2 \ [\mathrm{W/m^2}] \tag{5・4}$$

で与えられる．

われわれが通常耳にする音の強さの範囲は広く，**最小可聴値**（threshold of audibility）と最大値（日常生活で通常経験する最大値，この値を越えると一般に痛みを感じる）の比はおおよそ 10^{12} にも及ぶ．この数値の幅を狭くして取り扱いを簡易化するために，通常，基準の音の強さあるいは音圧を定め，それに対する比の対数をとって表示する．表示すべき音の強さを I，音圧を p とし，基準の音の強さ，音圧をそれぞれ I_0，p_0 とすると，表示値 α は，

$$\alpha = 10\log_{10}\left(\frac{I}{I_0}\right) \tag{5・5}$$

$$= 20\log_{10}\left(\frac{p}{p_0}\right) \tag{5・6}$$

で表す．ただし，これらの単位は，dB（**デシベル**）である．

また，基準の値は，

$$I_0 = 10^{-12}\ \mathrm{W/m^2} \tag{5・7}$$

$$p_0 = 20\ \mathrm{\mu Pa} \tag{5・8}$$

である．これらの値は，1 000 Hz 純音（＝正弦波音）の最小可聴値にほぼ対応する強さあるいは音圧の値である．

音の強さを式(5・5)で表したものを**音の強さのレベル**（sound intensity level），音圧を式(5・6)で表したものを**音圧レベル**（sound pressure level, 略して, SPL）という．

また，しばしば用いられる**感覚レベル**（sensation level, 略して SL）という用語は，特定の人の，特定の音の最小可聴値を基準として式(5・6)にしたがって計算した音圧レベルをいう．

5・2 聴覚系の構造と機能

5・2・1 聴覚系の構成

聴覚系は聴覚器官，聴覚神経系および大脳皮質聴覚野からなっている．聴覚器官は図5・3に示すように，外界からの音波を導き入れるための外耳，空気振動である音波を小骨の振動に変換して伝送する中耳，振動を電気信号に変換する内耳からなっている．

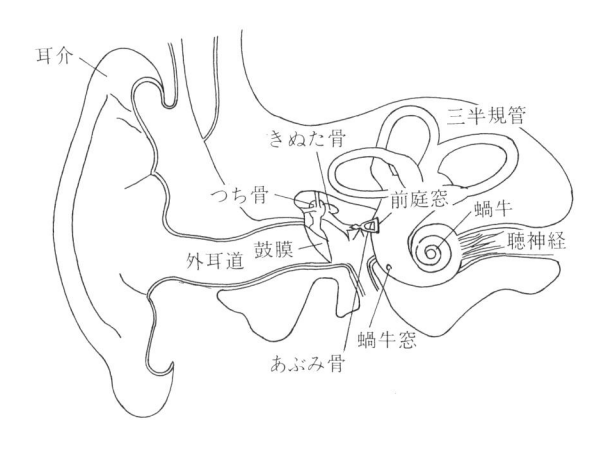

図5・3 聴覚器官の模式図

聴覚神経系は内耳から発した聴神経がいくつかシナプスを変え，大脳に至るまでの神経伝道路である．大脳皮質聴覚野は大脳の中で主として聴覚をつかさどる部分である．以下，それぞれの構造と機能について述べる．

5・2・2 外　耳

外耳 (external ear) は，**耳介** (pinna) と**外耳道** (external auditory canal) からなっており，外界の音波を**鼓膜** (tympanic membrane, ear drum) まで導く役目をしている．外耳の機能の中で特徴的な第一の作用は，外界から入ってくる音に対して，音圧を増大させることである．図5・4は，人間の外耳道入口

から鼓膜前面までの音圧増幅度の周波数特性[93]) である．0度は正面方向を意味している．特に音源が水平面で正面方向から45～90度横方向へ偏った場合には，2 kHz ないし 7 kHz の範囲の周波数帯域を 10～20 dB（音圧でいえば，約3倍から10倍）も増大させる．

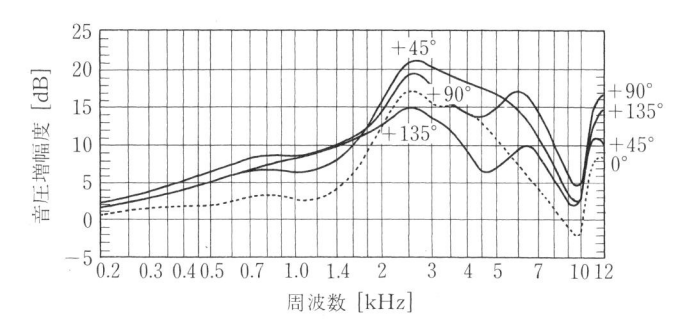

図 5・4 人間の外耳道入口から鼓膜前面までの音圧増幅度の周波数特性[93])

この周波数特性の中で，2.5 kHz 付近の増幅作用は外耳道の共鳴特性によるものであり，5.5 kHz 付近の増幅作用は耳介のひだの凹凸部分の共鳴によるものである．第二の作用は，音源の方向の認知にも役立っている．すなわち，後方から音がくる場合には，音は耳介の縁で散乱され，3～6 kHz 付近で音圧が減少する．音の到来方向によって外耳の周波数特性が異なることは音源の方向認知に寄与している．

5・2・3 中　耳

中耳 (middle ear) は，**鼓膜** (eardrum) と耳小骨からなる．**耳小骨** (ossicles) は，**つち骨** (malleus)，**きぬた骨** (incus)，**あぶみ骨** (stapes) の三つの小骨からなっている．中耳は，空気中で振動する面積の大きい鼓膜から耳小骨を通して蝸牛内のリンパ液に接している面積の小さい**前庭窓** (oval window) に振動を効率よく伝える役割を果たしている．つまりインピーダンス変換器の役目を引き受けていると解釈することができる．

中耳の周波数特性，つまり外耳道における音圧変動を蝸牛の前庭階の音圧変動に変換する際の周波数依存性は，ネコについて調べられているが，1000 Hz 付近の音に対して最も増幅度が高く，周波数がそれよりも高くても低くても増幅

104　5章　聴覚情報処理

度は低下する．100 Hz に比べると，20 dB も上昇する．中耳は機械的な振動系なので線形性が問題になるが，ネコについて調べられた結果では，130 dB SPL までは線形系とみなすことができる．

5・2・4　蝸　　　牛
(a)　蝸牛の構造

内耳（inner ear）は，**三半規官**（semicircular canal），**前庭**（vestibule）および**蝸牛**（cochlea）よりなるが，聴覚情報処理に最も関連の深いのは蝸牛である．蝸牛は図5・3に示すとおりカタツムリのように2回と3/4回転だけ巻いた形をしているが，これを引き延ばした形として示したのが図5・5である．基底膜の長さは人間の場合，約35 mmである．蝸牛は，**基底膜**（basilar membrane）によって**前庭階**（scala vestibuli）と**鼓室階**（scala tympani）に分けられ，それぞれ外リンパ液で満たされている．蝸牛には，あぶみ骨から振動を受けとる前庭窓と圧力の抜け口である**蝸牛窓**（round window）がある．**蝸牛頂**（apex）には両階を連絡する小さな穴があいている．

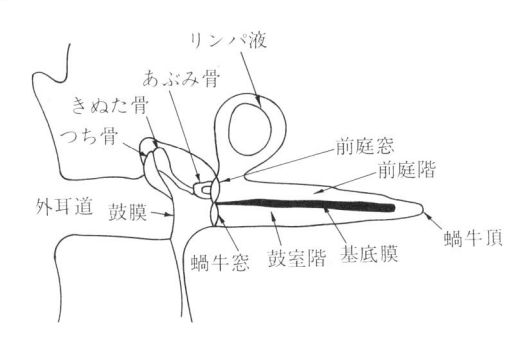

図5・5　蝸牛を引き伸ばして示した模式図

蝸牛の断面図の前庭階側を図5・6に示す[94]．前庭階は**ライスナー膜**（Reissner's membrane）という薄い膜で二つの部分に分けられている．内側は**蝸牛管**（cochlear duct）とよばれ，内リンパ液で満たされている．外リンパ液と内リンパ液はイオン構成が異なり，内リンパ液の電位は 80 mV と高い．蝸牛管の中には基底膜があり，その上には，1列に並んでいる**内有毛細胞**（inner hair cell）と3～5列に並んでいる**外有毛細胞**（outer hair cell）がある．これらをあわせて**有毛細**

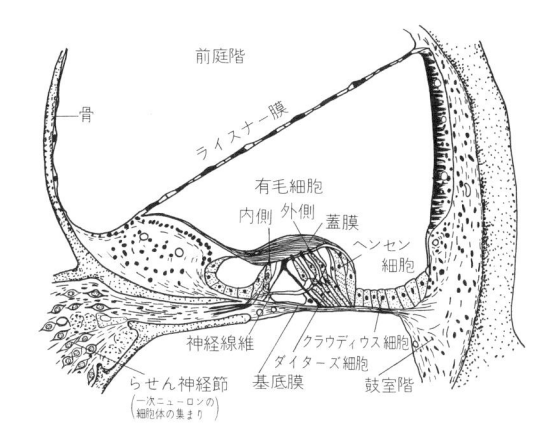

図5・6 蝸牛の断面図（前庭階側）[94]

胞（hair cell）という．人間の場合，内有毛細胞の数は3 500で，外有毛細胞の数はほぼ12 000である．内有毛細胞はそれぞれ約40本の毛をもっており，外有毛細胞はそれぞれ約140本の毛をもっている．また基底膜の上には，ダイターズ細胞等のような支持細胞ものっている．

（b） 基底膜における周波数分析

音波があぶみ骨を振動させ，前庭窓が振動しはじめると，基底膜をはさんで圧力差が生じ，この圧力の波は**進行波**（travelling wave）となって基底膜を振動させ蝸牛頂側に伝わる．この波の進行の様子を図5・7に示す．この振動の包絡線はBékésy[95]によって観測されており，図5・8に示すようになってい

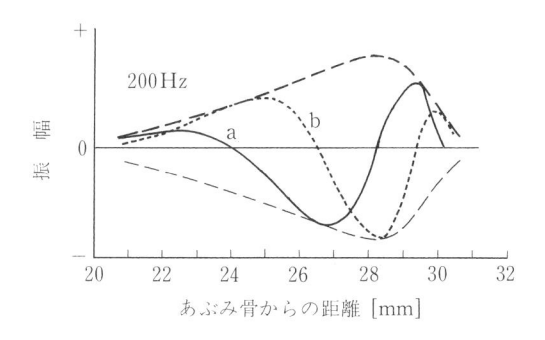

図5・7 200 Hz純音に対する基底膜の進行波パターン[95]

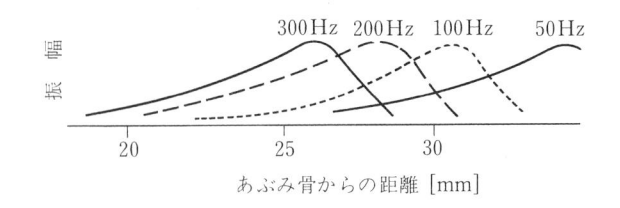

図 5・8　四つの純音刺激に対する基底膜の振動の包絡線[95]

る．すなわち，高い周波数では包絡線のピークは基底側に寄り，周波数が低くなると先端のほうに移動する．これは基底膜の幅は先のほうになるほど広がり，またやわらかくなっているため，膜の共振周波数が先端のほうにいくほど低くなっているからである．この事実は，基底膜において音の周波数の情報が場所という情報に置き換えられていることを示している．

基底膜の振動特性を最初に測定したのは，Békésyであったが，彼は人間およびネコの死後すぐに調べたのであった．その後 1967 年に Johnstone & Boyle が Mössbauer 法という新しい方法でモルモットの基底膜の振動特性を生きたままで測定することに成功した[96]．彼は，基底膜基部の一点における振動特性をあぶみ骨の駆動周波数を変化させて測定した．その結果，彼らの測定した共振曲線は Békésy の振動包絡線から想像されるものに比べてはるかに鋭い形をしていることがわかった．

次いで，Rhode は同じ方法を用いてリスザルの基底膜の振動特性を調べた[97]．ここで明らかになったことは，共振曲線が Johnstone らのものと同様に鋭くなっているということのほかに，基底膜が非線形特性をもつということである．すなわち，音圧が高くなるほど共振曲線の鋭さは減少している．さらに最新の測定データとして Johnstone らが Mössbauer 法を用いてモルモットの基底膜の基部で測定した結果を図 5・9 に示す[98]．Rhode の結果と同様に音圧が低いときには共振曲線が鋭くなり，音圧が上昇するにしたがって共振曲線の鋭さが減少している．

一方，さまざまな周波数の音刺激が与えられたときに，基底膜が一定の振動振幅となるような音刺激の音圧を Sellick らが測定したデータを図 5・10 に示す[99]．このようなタイプの特性表現を，**同調曲線**（tuning curve）とよぶ．やはり，振動振幅が大きくなると，同調曲線の鋭さは減少してくる．最も感度のよ

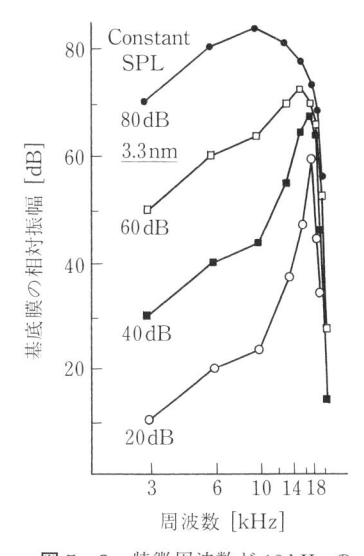

図5・9 特徴周波数が 18 kHz の場所での基底膜の共振曲線の音刺激強度依存性[98]

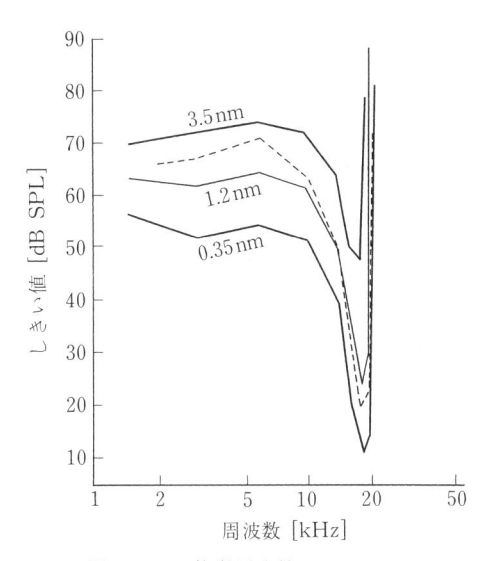

図5・10 特徴周波数が 18 kHz の場所での基底膜の同調曲線の振動振幅依存性[99]

い周波数を**特徴周波数**（CF：characteristic frequency；この場合は約 18 kHz）とよぶ．高周波側は鋭く，低周波側はゆるやかになっている．破線は同じ特徴周波数をもつ聴神経の同調曲線を示す．ほぼ同様な形状をしている．

　生きたままの動物を対象にした三つの測定結果は，Békésy の測定結果から予想されるよりもはるかに鋭い共振特性を示している．このことは基底膜は単に受動素子として振る舞うのではなく，蝸牛の中の能動的プロセスが影響を与えていることを示唆するものである．この能動プロセスには外有毛細胞がかかわっているようであるが詳細なことはまだよくわかっていない．

　Mössbauer 法では，いまのところ基底膜の基部の特定の場所についてしか観測できない．また特定の場所の振動の周波数特性を観測したものである．それに対して，Békésy のデータはいくつかの周波数に対して基底膜の空間的な振動パターンについて測定と考察を行ったものであり，現在でもきわめて貴重なものである．

（c）　有毛細胞による電気信号への変換

　基底膜が振動すると，有毛細胞の毛が基底膜と**蓋膜**（tectorial membrane）

との間でずれ運動を起こし圧力を受け，細胞内に電位変動が生じる．内有毛細胞の電位変動の観測例[100]を図5・11に示す．音波と同じ周波数の交流成分と直流成分が混じっていることがわかる．低い周波数では交流成分が大きく，直流成分は小さい．しかし，周波数の上昇とともに交流成分は小さくなり，直流成分が大きくなっている．内有毛細胞と外有毛細胞の同調曲線の例[101]を図5・12に示す．図5・10の基底膜の同調曲線とよく似た鋭い形になっている．外有毛細胞での記録は少数しかないが，ほぼ内有毛細胞での観測結果と類似している．有毛細胞は，基底膜の上にやはり特徴周波数の順に並んでいる．

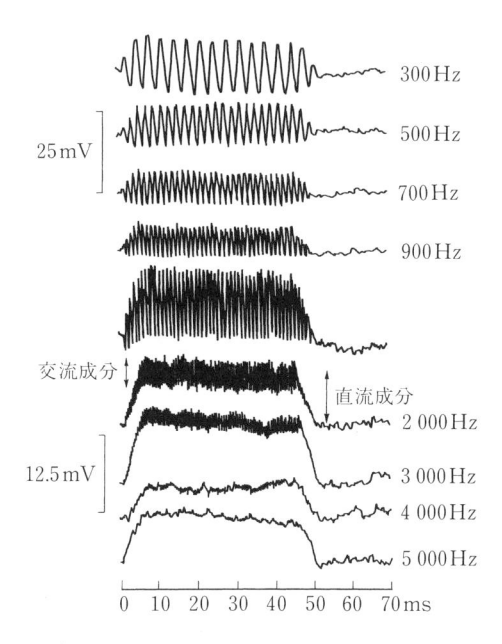

図5・11 さまざまな周波数の音刺激に対する内有毛細胞の細胞内電位変化[100]

（d） 内外有毛細胞の機能

内有毛細胞はその下部で約20本の聴神経（第1次ニューロン）にシナプスを経て接続している．音のほとんどの情報は内有毛細胞を経て中枢に伝達されていると考えられている．一方，外有毛細胞は約6本の聴神経とシナプスを経て接続している．外有毛細胞の役割は十分明らかになってはいないが，基底膜の振動が高い感度と鋭い共振特性をもつためには，外有毛細胞が蝸牛に対して能

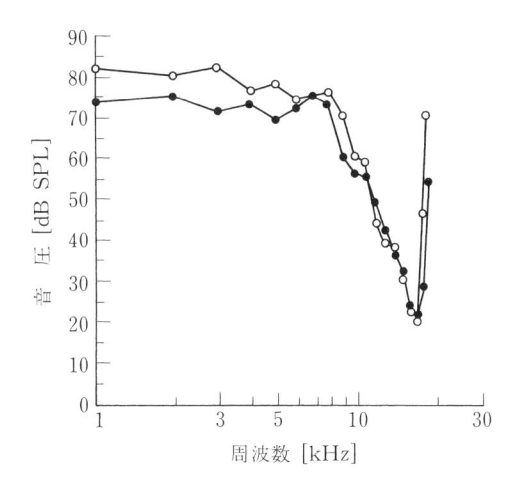

図5・12 内有毛細胞（〇印）と外有毛細胞（●印）の同調曲線の例[101]

動的な影響を与えているのではないかと考えられている．上オリーブ複合体の神経細胞（第3次ニューロン）から発する遠心性神経細胞は約1 800あり，これら遠心性神経線維の多くは外有毛細胞に接続している．したがって外有毛細胞は上オリーブ複合体からの制御を受けているものと考えられる．

5・2・5 聴覚神経系の構成

聴覚系の構成と機能に関しては，末梢系についてはかなりよく調べられ，明らかになっているが，中枢にいくにしたがって不明の部分が多くなっている．本書においても，末梢系に関する記述が多くならざるを得ない．

さて，はじめに蝸牛から大脳の聴覚皮質までの求心性神経経路をきわめて簡易化して図5・13に示す．白い丸あるいは楕円の部分は神経細胞の集まりである神経核を表している．蝸牛から出た神経線維は蝸牛神経核に入る．中枢に近づくほど，神経線維の束は多くの経路をとり，反対側にいくものも同側にいくものもある．またある線維は一つ上位の神経核にいくが，別の線維の中には次の神経核をバイパスしてさらに上位の神経核にいくものもある．これらの経路は，蝸牛 → 蝸牛神経核 → 上オリーブ核 → 下丘 → 内側膝状体 → 大脳皮質，という経路になる．

一方この図には示していないが，遠心性の経路も存在する．大脳皮質から発

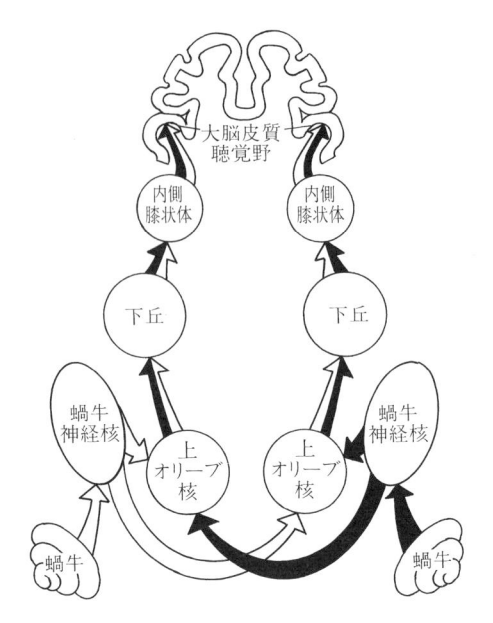

図 5・13 蝸牛から大脳皮脳皮質聴覚野までの簡易化した求心性神経経路

していくつかのシナプスを介して蝸牛に至る経路である．

5・2・6 聴神経における符号化

（a） 聴神経

聴神経（auditory nerve）の 95% は双極細胞で，細胞体の入力側，出力側両方に線維が伸びており，Ⅰ型細胞とよばれている．これらの細胞は内有毛細胞にシナプスを介して接続している．またわずか 5% の細胞がⅡ型細胞とよばれ，外有毛細胞に接続する単極細胞である．聴神経を**聴神経線維**（auditory nerve fiber）とよぶこともある．聴神経線維の数は人間で片耳約 3 万本と推定されている．

生理実験によって聴神経線維の近傍に微小電極を挿入して単一神経線維の音刺激に対する反応を記録することができる．この反応は図 5・14 の例に示すようにきわめて短い持続時間（1 ms 以下）をもつパルスである．この図は 50 ms の音刺激に対して持続的にパルスを発生している模様を示している．ほとんど

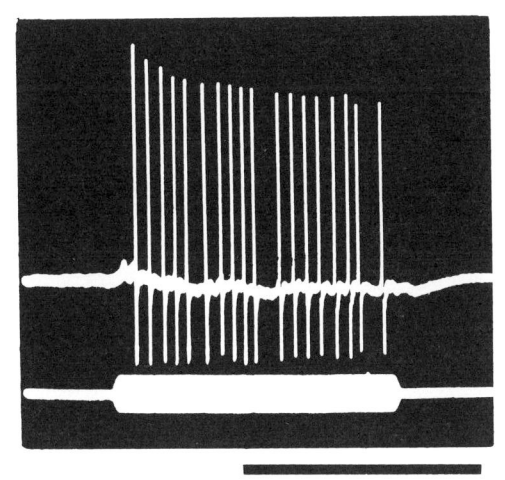

図 5・14 聴神経の発火パルスの例

の聴神経は，音刺激が存在しないときにも，自発的にパルスを発生している．これを**自発性放電**（spontaneous discharge）とよぶ．自発性放電の頻度は聴神経によって異なる．聴神経は音刺激が強くなるにしたがって発火パルス数は増加するが，ある程度の強さに達すると飽和する．このダイナミックレンジは，20〜50 dB である．

（b）周波数選択特性

生理実験によって単一正弦波音に対する耳から各部位の単一神経細胞までの周波数特性（通常はしきい値曲線で表される）が調べられている．その結果の一例[102]を図 5・15 に示す．横軸は音刺激（純音）の周波数，縦軸は音圧である．○印を接続した曲線を**同調曲線**（tuning curve），上側の領域を**応答野**（response area）とよぶ．この聴神経の最も**しきい値**（threshold）の低い周波数を**特徴周波数**（CF：characteristic frequency）あるいは**最良周波数**（BF：best frequency）という．この聴神経はこの応答野の範囲にある純音に対してパルスを発生する．聴神経によりしきい値の高いものから低いものまでさまざまである．

（c）二音抑圧

応答野内の一つの純音（図 5・15 の△印；プローブ音という）を与えると，

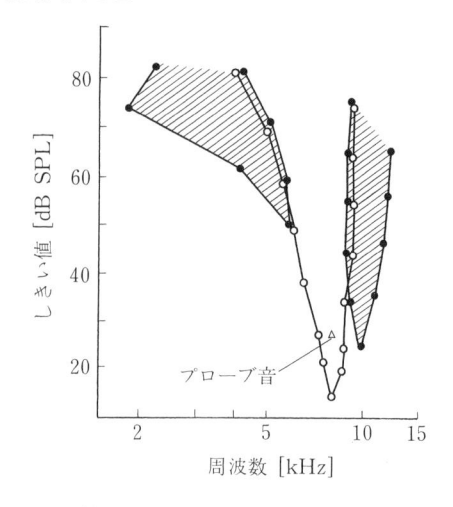

図5・15 聴神経の応答野とプローブ音に対する抑圧野[102]

この聴神経は応答するが，新たに応答野の外側の音を第2音として与えると聴神経の応答は抑圧されることがある．このように第1音に対する応答を完全に抑圧する第2音の範囲を**抑圧野**（suppression area）という．一般に抑圧野は図5・15に示されるように，応答野の両側に，応答野と一部分重複して存在することが観測されている．

（d） 位相固定

聴神経の発火（パルスの発生）に関しては，刺激が純音の場合，波形に同期する傾向のあることが知られている．発火は基底膜が蓋膜側に動いた場合に生じる．すなわち，ある1本の神経線維を考えると，この線維は波形のどのサイクルに対しても必ず発火するわけではないが，発火は波形のほぼ同じ位相の部分で生じている．

実際にパルスが波形の位相とどのような関係で発生しているかを見てみよう．図5・16は，周波数1 000 Hzと2 000 Hzの純音刺激（80 dB SPL，持続時間：1秒，10回）に対するリスザルの一つの聴神経の**パルス間隔ヒストグラム**（ISI histogram：interspike interval histogram）である[103]．図において，横軸は相隣るパルス間の時間間隔，横軸の下の黒い点は音刺激波形の周期とその整数倍に対応する時間である．縦軸は，パルス間隔を0.1 msごとに区切って，その区間（BINという）に入る度数を示している．図中のNの第1項はカウント

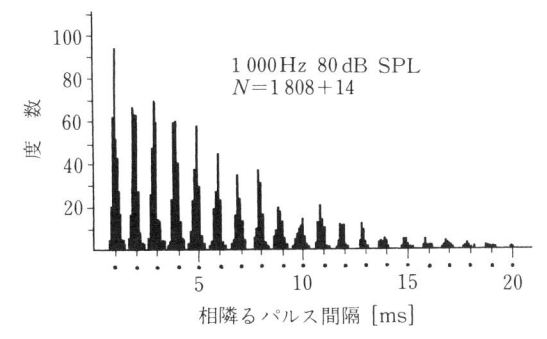

(a) 聴神経の 1 000 Hz 純音に対するパルス間隔ヒストグラム[103]

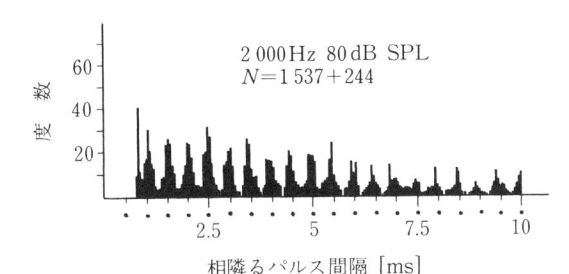

(b) 聴神経の 2 000 Hz 純音に対するパルス間隔ヒストグラム[103]

図 5・16

された全体の度数,第2項は相隣るパルス間隔が 20 ms あるいは 10 ms を越えたので,図中には表示されなかった度数である.

この図によれば,聴神経は波形のほぼ同じ位相の部分でパルスを発生していることが示されている.この現象を,**位相固定**(phase locking)とよぶ.位相固定は,音の周波数が低ければ明確であるが,周波数が高くなると不明確になってくる.

位相固定の程度が周波数の変化に対してどのように変化するかを示したのが,図 5・17 の**折り返しヒストグラム**(folded histogram)である[103].この図において,横軸は波形の1周期を 10 等分したもので,縦軸はその区間(BIN)に発生したパルスの頻度(%)を表している.同期係数 S は図の1周期のうち最多のパルス数を含む半周期のパルス数の,1周期全体のパルス数に対する百分率である.図によれば,周波数の上昇とともに S の値は低くなっている.この S

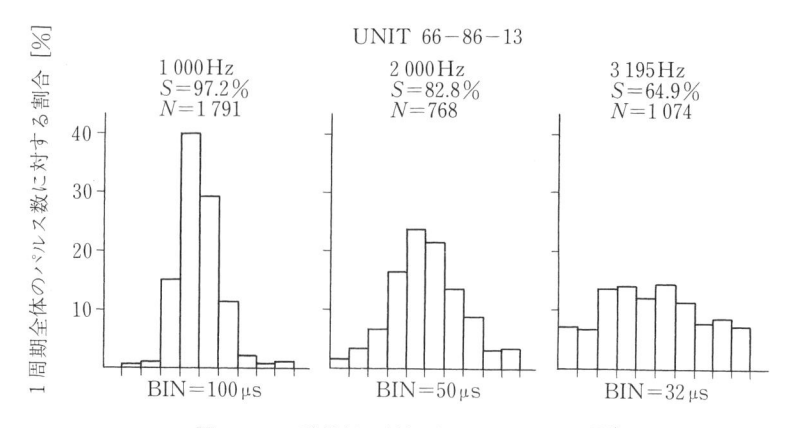

図5・17 聴神経の折り返しヒストグラム[103]

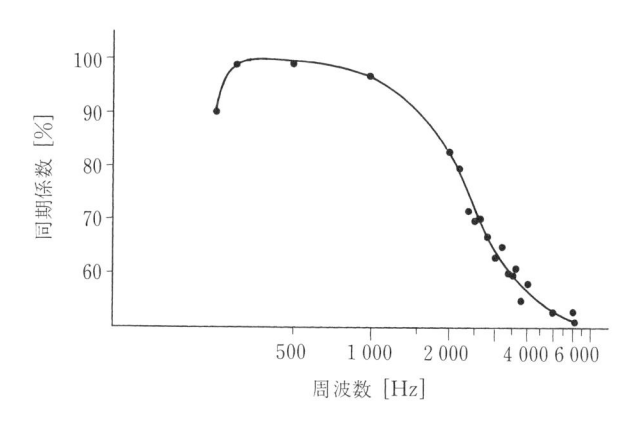

図5・18 聴神経の音刺激周波数と同期係数の関係[103]

の値を単一聴神経について調べた結果を図5・18に示す[103]．ほぼ5kHz付近で飽和し，50%に近くなっている．つまり，位相固定の現象はこの付近の周波数以上では消失する．

5・2・7 蝸牛神経核から大脳皮質聴覚野までの神経細胞における符号化
（a） 蝸牛から大脳皮質までの求心性神経経路

蝸牛から蝸牛神経核，上オリーブ複合体，下丘，内側膝状体までの求心性（上行性）神経細胞の神経経路の主要部分のみを図5・19に示す[104]．ここで，略語の意味を次に示す．Cochlea：蝸牛，AVCN：前腹側蝸牛神経核，PVCN：後腹

側蝸牛神経核，DCN：背側蝸牛神経核，MSO：上オリーブ内側核，LSO：上オリーブ外側核，MTB：台形体内側核，NLL：外側毛帯核，IC：下丘，MGB：内側膝状体，Cortex：皮質，Lateral lemniscus：外側毛体．

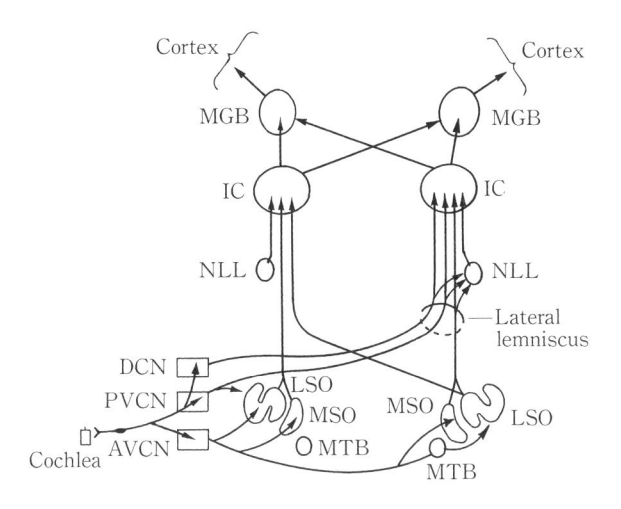

図5・19 蝸牛から大脳皮質聴覚野までの求心性神経経路[104]

この図から，蝸牛神経核のレベルまでは，同側の蝸牛からの神経経路しか存在しないが，上オリーブ核の神経細胞以上のレベルでは両側の蝸牛からの信号を受けとっていることがわかる．

(b) 蝸牛神経核

聴神経からシナプス結合によって信号を受けとっている**蝸牛神経核**（cochlear nucleus）の神経細胞（第2次ニューロン）の音刺激に対する反応は，聴神経に比べてかなりバラエティに富んでいる．図5・19の蝸牛神経核は，前腹側核（AVCN），背側核（DCN），後腹側核（PVCN）の三つの領域に別れているが，領域によっても反応パターンは異なる．前腹側核の神経細胞の反応は聴神経の反応に近いが，背側核の神経細胞の反応はきわめて複雑な特性を示す．後腹側核の神経細胞は中間の特性を示す．いずれの領域においても，神経細胞は特徴周波数の順に並んでいる．この配列は**周波数局在性**（tonotopic organization）とよばれている．背側核においては，音の強さがある程度以上増加すると，単に飽和するだけでなく，かえって発火率が減少するような神経細胞も存在する．

聴神経のレベルでの二音抑圧現象は蝸牛の中での何らかの非線形性によるものとされているが，蝸牛神経核以上のレベルでは抑制性シナプスが存在することが明らかにされている．これらの抑制シナプスによって，蝸牛神経核レベルにおいても二音抑圧現象は観測される．また神経細胞の応答は聴神経レベルよりもはるかに多彩である．

また背側核の神経細胞には，純音のトーンバースト（比較的持続時間の短い音刺激）に対してさまざまな応答の動特性が見られる．Pfeifferは，蝸牛神経核の神経細胞を動特性によって次のように分類を行った[105]．これらの応答例をPSTヒストグラムの形で図 5・20 に示す．

1) **1次神経型応答**：図 5・20（a）に示すように，聴神経によく似た**PSTヒストグラム**（post stimulus time histogram）を示す．PSTヒストグラムとは，音刺激に対する発火パルス頻度を時間の関数として示したものである．この図では，音刺激のはじめに対する応答は強いが，応答は短時間のうちにほぼ一定になり音刺激の持続している間だけ続く．この型の神経細胞は前腹側核の神経細胞に多く見られる．

2) **オンセット型応答**：このタイプの神経細胞は，図 5・20（b）に示すように，音刺激のはじめだけに応答し，その後は応答しない．

3) **チョッパ型応答**：図 5・20（c）のような応答をする神経細胞をチョッパ型応答とよぶ．音刺激波形の周期とは無関係に発火と休止を繰り返す．

4) **中休み型応答**：音刺激の最初に対するオンセット型応答と抑制区間，その後の応答の回復という複雑な応答で図 5・20（d）に示す．

（c）**上オリーブ複合体**

上オリーブ複合体（superior olivary complex）は，図 5・13 および図 5・19 に示されるように，はじめて左右両耳からの情報を受けとる場所である．上オリーブ複合体の中で求心性経路にある核は，外側核（LSO），内側核（MSO），台形体内側核（MTB）である．

台形体内側核（MTB）は図 5・19 に示されるように，反対側の耳からの情報を蝸牛神経核の前腹側核（AVCN）から受けとり，外側核（LSO）に伝送する中継所の役割をしている．内側核（MSO）は，両耳からの音刺激の情報を同様に前腹側核（AVCN）を通じて受けとり，両耳間の音刺激の時間的なずれの検

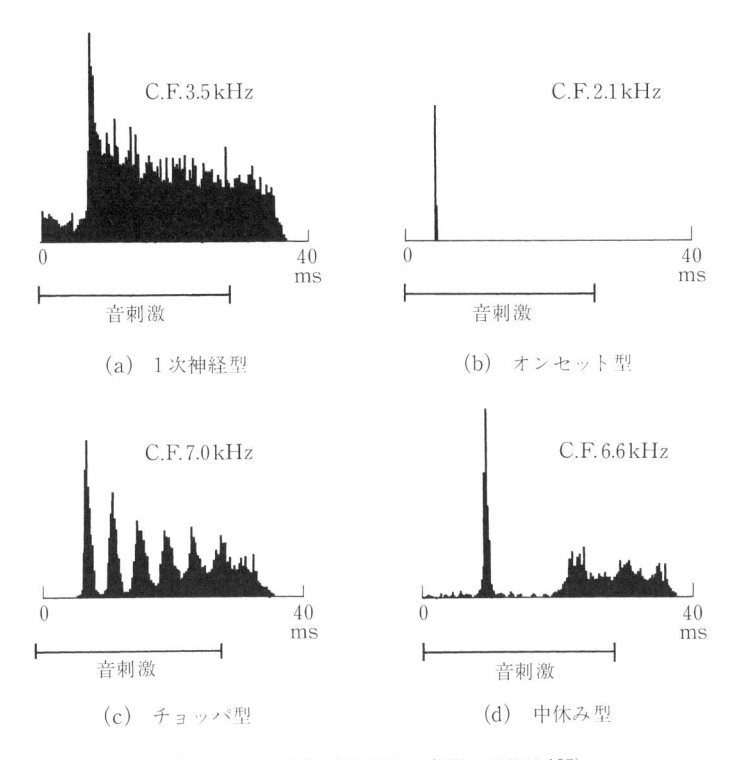

図 5・20　蝸牛神経細胞の応答の動特性[105]

知，音の強さの差の検知に寄与している．したがって音源の方向知覚に大きな役割を果たしている神経核であると考えられている．

外側核（LSO）は，同側の前腹側核（AVCN）とやはり同側の台形体内側核（MTB）から情報を受けとり，同側の下丘と外側毛帯，および反対側の下丘に連絡している．この核は S 字状をしており，神経細胞は図 5・21 に示すように特徴周波数の順に並んでいる[106]．

上オリーブ複合体は，前述のようにはじめて左右両耳からの情報を受けとる神経核であるが，神経細胞は両耳から興奮性信号を受けとる EE 細胞，同側耳から興奮性信号を受けとり，反対側の耳から抑制性信号を受けとる EI 細胞が見いだされている．外側核（LSO）においては，特徴周波数の高い神経細胞が多く，両耳に与えられる音の強度差に応答している．さらにそれらの神経細胞は，音が耳に到達するまでの時間差を検出している．また，内側核（MSO）に

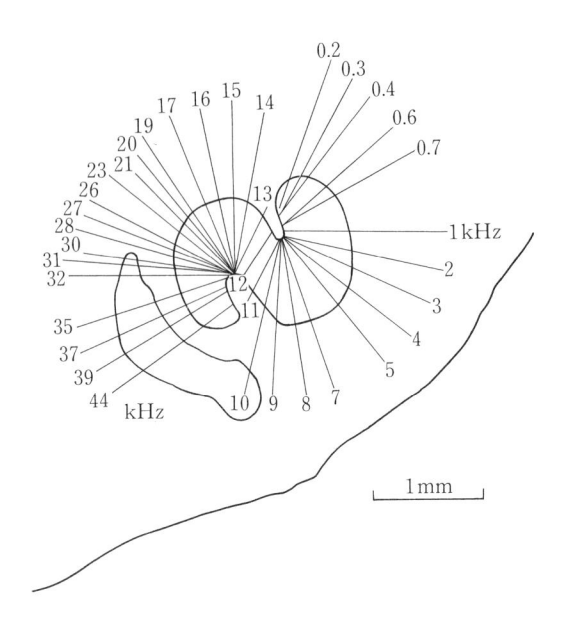

図5・21 上オリーブ外側核における神経細胞の特徴周波数の配列[106]

おいては，ほとんどの神経細胞は EE 細胞である．したがって音の左右耳強度差は検知しないが，左右耳への音の時間ずれに対しては特徴的な応答をしている．神経細胞によって最も発火パルス頻度が大きくなる特徴時間遅れがある．

(d) 下丘および内側膝状体

下丘（IC：inferior colliculus）は図 5・19 に示されるように，上オリーブ複合体の両側の外側核（LSO）から情報を受けとり，また蝸牛神経核の背側核（DCN）からも複雑な情報を受けている．したがって，この部位の神経細胞の性質はさまざまである．応答野の鋭さに関しても，広いものもあればきわめて狭いものもある．

内側膝状体（MGB：medial geniculate body）は下丘からの求心性の情報を受けて大脳皮質聴覚領に中継する役割を果たしている．神経細胞の応答はさらにバラエティに富んでいる．

(e) 大脳皮質聴覚野

大脳皮質聴覚野（auditory cortex）は，1 次聴覚野（AI），2 次聴覚野（AII）および後エクトシルビウス回（*Ep*）に分かれる．主として 1 次聴覚野で調

べられている神経細胞の応答はきわめてバラエティに富み，聴神経（1次ニューロン）の応答で見られるような単純な分類は不可能である．応答野を調べると特徴周波数が複数ある神経細胞も発見されており，内側膝状体の特徴周波数の異なる複数の神経細胞から信号を受けとっていることが示唆される．

純音のトーンバーストに対する動的応答としては，蝸牛神経核の神経細胞で見られたような応答のほかに，音刺激の終わりだけに応答をする神経細胞，音刺激のはじめと終わりだけに応答をする神経細胞，無音時には自発性放電が見られるが，音刺激のある区間は抑制される神経細胞などが観測されている[107]．また，両耳間の特定の位相差や強度差に対して応答する神経細胞も見いだされている．

大脳皮質聴覚野では，純音には応答せず，さまざまの複合音，たとえば指を鳴らしたり，鍵束をじゃらじゃらいわせたりした物理的性質の記述し難い複合音に対して応答する神経細胞も見られる[107]．大脳皮質では音刺激の何らかの特徴抽出を行っていると考えられるが，現状ではその特徴をうまく表現するような音刺激を作成できない段階であると考えられる．

さらに音には応答せず，動いている物体の視覚刺激に対して応答する神経細胞もあるが，視覚野にも音刺激に対して応答する神経細胞があり，視覚と聴覚の相互作用の起原になっているものと考えられる．

（f） 周波数変調音に対する応答

日常生活の中で体験するさまざまな音刺激の中には，周波数が一定であるよりも変化する刺激のほうが一般的である．たとえば人間の声やネコの声も周波数変化成分を含んでいる．周波数の変化方向は音の一つの特徴といえるであろう．そこで周波数の変化が比較的ゆっくりした周波数変調音（FM音）に対する各神経レベルの神経細胞の動的応答が生理実験によって調べられている．その結果によれば，周波数変化方向による応答の違いによって，神経細胞の示す性質は次のように分類できる[107]．

1) **無指向型**：音刺激の周波数変化方向には無関係に，変化する音刺激の周波数が応答野の中にあれば応答する．
2) **周波数上昇型**：音刺激の周波数が上昇しているときのみに応答する．
3) **周波数下降型**：音刺激の周波数が下降しているときのみに応答する．

概して，聴神経のレベルでは，すべての神経細胞は無指向形である．しかし蝸牛神経核から上オリーブ複合体の神経細胞になると方向に対する指向性がわずかずつ現れ，さらに下丘以上のレベルになると周波数上昇形および周波数下降形の神経細胞が多くなってくる．

5・3 聴覚系の生理学的メカニズムのモデル

5・3・1 モデルの考え方

これまでに聴覚系のモデルを構成した研究は多いが，モデルに関する考え方は様々である．モデルは実体ではないので，数式，コンピュータプログラム，電気回路などで置き換えられる．モデルの考え方を大別すると，一つは対象とする生理学的メカニズムの振る舞いをよく理解するために構成するもの，もう一つは機能を模擬して何らかの応用に利用しようというものである．ここではおもに生理学的メカニズムを理解するためのモデルについて簡単に述べる．心理学的なモデルについては次節において述べる．

5・3・2 基底膜のモデル

Békésyの観測した基底膜の特性を模擬したモデルとして，電気回路を用いたモデルや，数式で表現したモデルが多数報告されている．その中の一つに，基底膜を長さ方向に百数十セクションに区切り，基底膜各部分の振動に比例した電圧を取りだせるような電気回路モデルが構成されている[108]．図5・22はその一例で，図(a)のようにL, C, Rからなる素子を，図(b)のように140セクションに並べたものである

一方，Flanagan[109]は，基底膜の一点の振幅および位相の周波数特性に合うように，あぶみ骨から基底膜の特徴周波数がf_pである場所までについて，3種類の伝達関数を定めている．このうちの一つを示すと，

$$F(s, \beta) = \beta^{4.83} \cdot \frac{[s^2 + 2\alpha s + (\alpha^2 - \beta^2/3)]}{[(s+\alpha)^2 + \beta^2]^3} \cdot \exp(-3\pi s/4\beta)$$

(5・9)

5・3 聴覚系の生理学的メカニズムのモデル

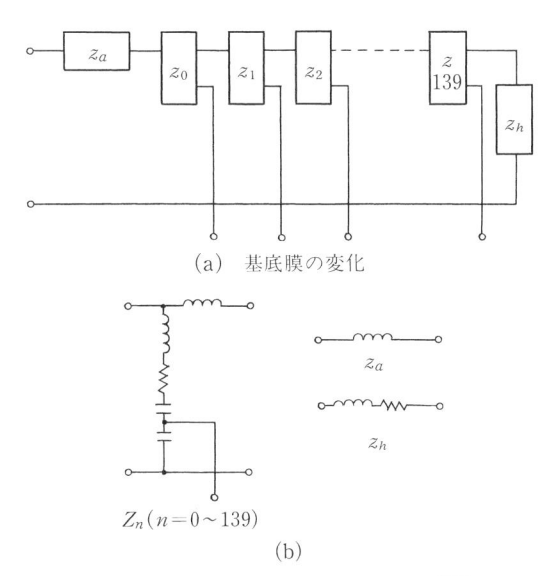

(a) 基底膜の変化

$Z_n (n=0\sim139)$
(b)

図 5・22　基底膜の電気回路モデル[108]

ここで s はラプラス変換の複素パラメータ，$\beta = 2\pi f_p$，$\alpha = \beta/1.7$ である．s の代わりに $j2\pi f$（j：虚数単位）とおけば，周波数伝達関数となる．

さらに多くの研究者が，Rhode らの観測結果に合わせて基底膜の変位を計算するための非線形のモデルを提案している．これらのモデルは数学的表現によって機能的な意味での基定膜の振る舞いを理解するのに役立つ．

5・3・3　聴神経の発火パターンのモデル

聴神経の発火活動を定量的に説明するために，発火プロセスに関するモデルが多くの研究者によって提案されている[110)~112)．これらのモデルの多くは，一般に次のような処理段階，すなわち，音響波形 → 有毛細胞の応答波形（膜電位）→ シナプス間隙への伝達物質の放出 → 聴神経のシナプス後電位の変化 → 聴神経の放出するパルス列，というような段階からなっている．ここでさまざまなモデルにおいて考慮されている重要な点は，有毛細胞の応答波形からシナプス間隙への伝達物質の放出に至る過程でランダム性が存在すること，有毛細胞の膜電位の変動によって有毛細胞の伝達物質の放出の量が変化（膜の透過率の変化）することである．このランダム性や膜の透過率の変化，あるいは伝

達物質が有毛細胞にもどってきたり多様な振る舞いをすることに対応する他のパラメータ，さらに聴神経の特性をさまざまに仮定することによってさまざまなモデルが構成されている．これらのモデルによって，聴神経の発火パターンを表現したパルス間隔ヒストグラム，PSTヒストグラム，折り返しヒストグラムなどが，実際の生理実験データと照合することができ，聴神経の発火に至る過程が推測されている．

5・3・4 神経回路網モデル

純音のトーンバースト刺激を用いて，生理実験によって観測された各神経細胞の静特性（応答野）や動特性（時間応答）がどのような神経回路網によってできあがっているのかを探る一つの手段として，モデルを用いる研究方法がある．この場合，シナプスの膜電位の変化から発火の過程を考えるというようなミクロのレベルの問題ではないので，神経細胞をアナログ的に構成する方が効率的である．そこで一つの神経細胞の機能をきわめて簡素化して考えるならば，図5・23に示すように表現することが可能である．

すなわち一つの神経細胞は興奮性および抑制性シナプスに対応する2種類の多数の入力端子と軸索に対応する1個の出力端子をもっている．興奮性および抑制性入力信号はそれぞれ別々に，まず空間的に加重され，次にシナプス膜に対応する1次遅れ要素で時間的に加重される．そして各時刻において，EPSP

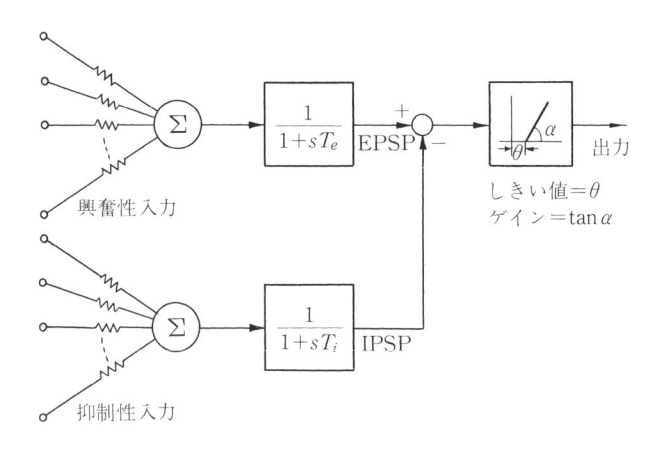

図5・23 神経細胞のアナログモデル[116]

（興奮性膜電位）と IPSP（抑制性膜電位）の差からしきい値を差し引いたものに細胞の利得を乗じた値を出力とする．

これらの神経細胞モデルがどのような神経細胞間の空間特性や時間特性によって生じるのかについての考察がなされている[113),114)]．ただし，$W_e(x)$, $W_i(x)$ は，それぞれ興奮性および抑制性の神経細胞間の結合の空間的分布を表す関数で，神経結合関数とよぶ．$x = 0$ の点で最大値になるようにする．これは，相隣る神経層間で特徴周波数が等しい神経細胞間の結合が最も強く，特徴周波数が離れるほど結合が弱くなるという仮定によるものである．また，T_e, T_i は，それぞれ 1 次遅れ要素の時定数で，興奮性および抑制性シナプスの時定数に対応する．

このモデルを用いて行った神経回路網のシミュレーション結果は，次のように要約できる．すなわち，

1) 応答野を尖鋭化するためには，$W_e(x)$ の広がりの範囲をできるだけ狭くする．また，$W_i(x)$ の広がりはそれよりも広くする．この広がりの差が少ないほど，応答野は高い音圧にいたるまで狭くなる．
2) 応答野を広くするためには，$W_e(x)$ の広がりの範囲を広くする．
3) 音の持続している間，一定の強さの応答を継続する神経細胞をつくるためには，$T_e = T_i$ とする．
4) 音のはじめに強く応答し，その後応答が弱くなりそのまま持続するする神経細胞をつくるためには，$T_e < T_i$ とし，抑制の強さを弱くする．
5) 音のはじめのみに応答する神経細胞をつくるためには，$T_e < T_i$ とし，抑制の強さを強くする．
6) 音のおわりのみに応答する神経細胞をつくるためには，$T_e > T_i$ とし，抑制の強さを強くする．
7) FM 上昇型神経細胞（純音のトーンバーストに対しては音のはじめだけに応答する）をつくるためには，$T_e < T_i$ とし，$W_e(x)$ の広がりの範囲を狭くし，$W_i(x)$ の広がりを左右非対称にし，特徴周波数の高いほうへ広げる．
8) FM 下降型神経細胞（純音のトーンバーストに対しては音のはじめだけに応答する）をつくるためには，$T_e < T_i$ とし，$W_e(x)$ の広がりの範

囲を狭くし，$W_i(x)$ の広がりを左右非対称にし，特徴周波数の低いほうへ広げる．

5・4 聴覚の基本的知覚現象

5・4・1 聴覚の基本心理特性
（a） 聴覚の感じうる範囲
聴覚が音として感じとることのできる空気振動の周波数は，ほぼ20～20 000 Hzである．この範囲より低い振動は，身体が音としてではなく振動として感じる．またこの範囲より高い周波数の振動は，超音波とよばれ，ネコやネズミなどの動物には音として感じられるが人間には聞こえない．強さの範囲は 0～120 dB SPL（20 μPa～20 Pa）である．この範囲の音よりも強いと耳が痛くなったり場合によっては鼓膜が破損したりすることがある．

（b） 音の弁別閾
音の物理的性質の異なる二つの音を聴き比べたとき，物理的性質がある程度以上異なっていればその違いを**弁別**（discrimination）することができる．ちょうど弁別が可能になるために必要な刺激の増分を**弁別閾**あるいは**弁別限**（DL：difference limen）または **JND**（just noticeable difference）などとよぶ．

物理的刺激の弁別閾の値 ΔS は，k を定数とすれば

$$\Delta S = kS \qquad (5 \cdot 10)$$

という関係が大まかにいえば成立する．すなわち，ΔS は基準となる刺激の強さに比例する．式(5・10)を**ウェーバの法則**（Weber's law）とよぶ．また，k をウェーバ比あるいは比弁別閾という．

まず周波数の比弁別閾は基準となる周波数によって異なり，250～4 000 Hz の周波数範囲の純音では，0.15～0.25% 程度であるが，その周波数範囲の外側では大きくなる．つまり 1 000 Hz の音では，2 Hz 変われば弁別でき，ピアノの中央ラ音の 440 Hz では，約 1 Hz 変わっただけで弁別できる．

次に音の強さの比弁別閾は，やはり基準となる強さや周波数によって異なる．

中域の周波数で中程度の強さに対しては，比弁別閾を基準の強さに対する強さの増分で表すとほぼ 0.5～1.5 dB となり，この値は，12～41% に対応する．

(c) 音の三要素

人間がある音を聞いたときの感覚的印象は，たとえば「大きい」，「高い」，「快い」，「澄んだ」などのような多数の表現語を用いて表現されるであろう．これらの印象を三つの要素にまとめたもの，すなわち**音の大きさ**（loudness），**音の高さ**（pitch），**音色**（timbre）を音の三要素とよぶ．持続する楽器音や母音などのように，基音（基本周波数成分）とその倍音（高調波成分）からなっている調波構造複合音（持続音）を対象にして，音の三要素がどのような物理的性質に対応しているかを述べる．まず，音の大きさは主として基音と各倍音の振幅（強さ）の総和に対応している．音の高さは，一般に基音の周波数に等しい周波数の純音とほぼ同じになる．そこで複合音の高さを表現するときに，高さが等しい純音の周波数で表現することがある．音色は，各周波数成分の振幅の組み合わせによって変化する．ただしこの三要素は後述のように必ずしも独立しているわけではない．

5・4・2 音の大きさ（ラウドネス）の知覚

音の大きさ（loudness）は，音の強さという物理的測度に最も密接に関連する聴感覚の属性として定義できる．日本工業規格（JIS）は，音の大きさの意味として，「音の強さに関する聴覚上の属性．小から大に至る尺度上に配列される」と定めている．音の周波数が異なれば音の強さは同じであっても音の大きさは異なる．純音の大きさの周波数依存性は，図 5・24 に示されている．この図は，**音の大きさの等感曲線**（equal-loudness-level contour）とよばれている．

この曲線は，日本，ドイツ，デンマークの研究者達が自由音場で多数の被験者を対象にして行った実験結果に基づいており，ISO 国際規格になっている[115]．各曲線の上の数値は標準音（1 000 Hz）の音圧レベルで，同一曲線上の音の大きさはそれぞれ相等しい．この数値は**音の大きさのレベル**（loudness level）とよばれており，この意味は JIS によれば，「ある音について，正常な聴力をもつ人が，その音と同じ大きさに聞こえると判断した 1 000 Hz の純音の音圧レベル」

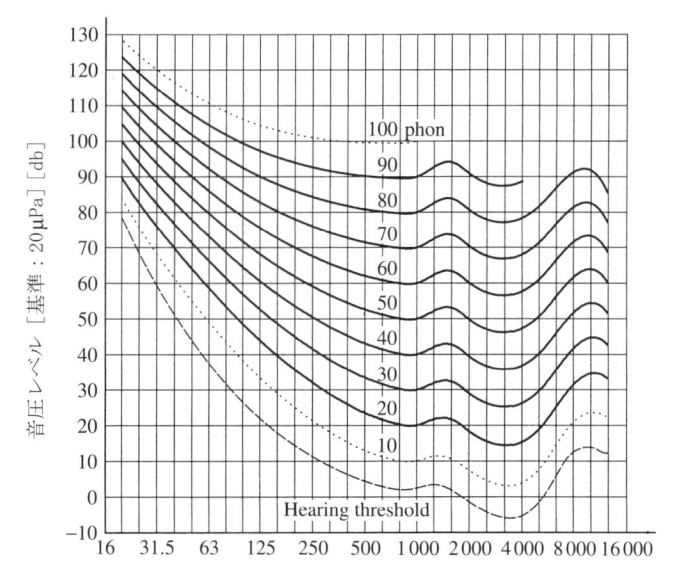

図 5・24 音の大きさの等感曲線[115]

である．大きさのレベルの単位は，phon である．また Hearing threshold は，自由音場において正面からの音を両耳で聴取したときの最小可聴値である．

この結果によれば，人間の耳はほぼ 3 000～4 000 Hz あたりが最も感度がよい．感度の周波数依存性は音の大きさのレベルが小さい場合にはかなり顕著であるが，音の大きさのレベルが大きくなるとかなり平坦化してくる．

音の大きさのレベルによって，さまざまな音の大きさを 1 000 Hz 純音を基準にして量的に扱うことが可能になった．しかし，たとえば 100 phon の音は 40 phon の音に比べて何倍だけ大きく感じられるのかという問題については，音の大きさのレベルを単位としていたのでは答えられない．そこで音の大きさのレベルが 40 phon の音の大きさを 1 ソーンとし，正常な聴力をもつ人が，1 ソーンの n 倍の大きさであると判断する音の大きさを n ソーンとした．心理実験の結果，ソーン値を S，phon 値を p とすると，

$$\log_{10} S = 0.03(p - 40) \tag{5・11}$$

という関係が，ほぼ 20 phon から 120 phon の範囲で成立している．このように音の大きさを尺度化することにより，任意の音はその大きさの順に比例尺度

上に配列することが可能になった．

　また純音刺激を1秒間に数十回断続させた場合を考える．同じエネルギーならば持続音として聞くよりも，断続音として聞いたときのほうが大きく聞こえることが知られている．

　ここで音の大きさの生理的起源について考える．単一聴神経は音刺激が強くなると最初は発火パルス数は増加するが，20〜50 dB 強くなると飽和する．音の大きさは，単一聴神経だけでなく閾値の異なる多くの聴神経の発火パルス数に対応していると考えられている．少なくとも広い周波数範囲の音刺激については，聴覚系の神経細胞の発火パルスの総和が多くなれば，音の大きさは大きくなると考えることができる．

　また純音刺激を断続させた場合に，同じエネルギーならば持続音の場合よりも大きく聞こえるというという現象は，聴神経の多くが音刺激のはじめに対する発火パルス頻度は一定時間経過後のパルス頻度に比べて高いという生理学的現象に対応するものと考えられる．さらに皮質に近づくにつれ，神経細胞は音刺激のはじめや終わりなどの過渡的変化に敏感に応答するようになる．このことも音の大きさに貢献していると考えられる．

5・4・3　音の高さ（ピッチ）

　音の高さ (pitch) は，音の中に含まれる周波数あるいは音響波形の周期に密接に関係している．音の高さは一般に一次元的性質をもち，$a < b, b < c$ ならば $a < c$ という推移律に従うものとされており，JIS によれば，音の高さの意味として「聴覚にかかわる上の音の性質の一つで，高低で表現されるもの」と規定され，また推移律の前提に立ってメルという高さの単位が採用されている．

　しかし，音の高さは，単に1次元的な性質だけではなく2次元的な側面ももつ．たとえば，基本周波数を上昇させていくと，音の高さは上昇していくが，基本周波数が2倍になったときに，もとの音に帰ってきたというような印象を与える．音はこのような循環的な性質をも併わせもっており，この性質を**トーンクロマ** (tone chroma) とよんでいる．また，1次元的性質は**トーンハイト** (tone height) とよばれている．音の高さがこのような二面性をもつことは古くから知られており，音の高さは図5・25のように，らせん構造をもつことが

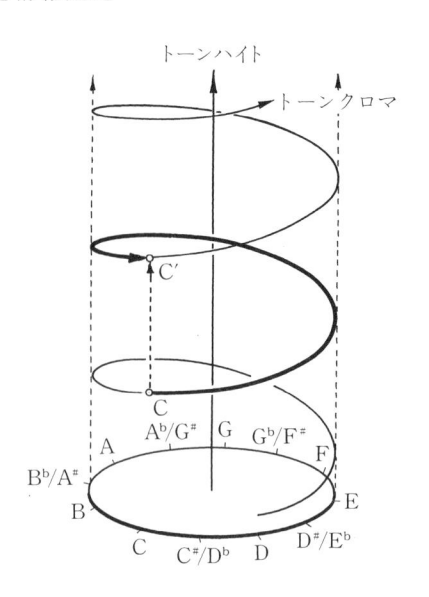

図 5・25　音の高さのらせん構造のモデル

知られている．

　古くから，音響心理学的研究の中ではおそらく音の高さに関する研究が最も研究者の関心を惹き，最も多く行われてきたであろう．そこで初めに，音の高さの研究の歴史的な流れについて簡単に触れ，その後に音の高さのさまざまな側面について述べることにする．

（a）　場所説と時間説

　音の高さの感覚は，周波数情報によって生じるのか，あるいは時間情報によって生じるのかという問題が最初に議論されたのは古く，1840年代であった．Seebeck は図 5・26 に示すような同心円上に等間隔に配列された小さな穴をもつ回転円盤をつくり，回転円盤に対して直角方向から管で空気流を吹き付けた．空気流は穴と穴の間で遮断され，この円盤は空気流を遮断する 1 秒間あたりの回数が多くなると高い音を発生した．次に Seebeck は穴の間隔を，a, b, a, b, … と交互に異なった値にした．この場合は，音の高さは，穴の間隔が等間隔で $(a+b)$ である円盤の音の高さと等しくなった．このことから，Seebeck は，音の高さは音響波形の周期，つまり時間情報によって規定されると考えた．

　これに対し，Ohm は，音の高さは音波の中に含まれている周波数成分が物理

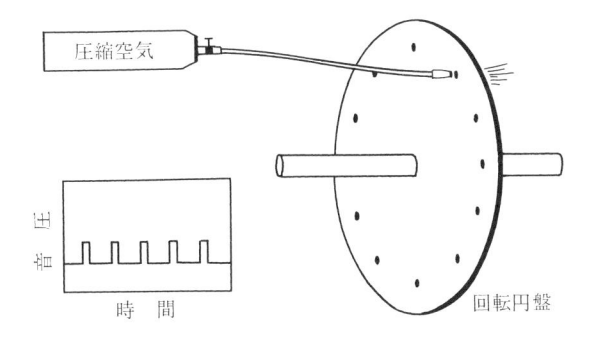

図 5・26 Seebeck が実験に用いた回転円盤

的裏づけとなって知覚されるのであると考えていた．そこで彼は回転円盤の発生する音響波形を周波数分析（フーリエ分析）し，これが高さに対する周波数成分を含んでいることを示した．

このことから Ohm は，音の高さは基本周波数成分，つまり周波数情報によって決定されると主張し，Seebeck の考えに反対した．しかしその後，Seebeck は基本周波数成分の非常に弱い複合音をつくり，この音がやはり基本周波数に対応する明確な高さをもつことを示し Ohm の説に反対し，時間情報が重要であると主張した．Seebeck と Ohm の論争はここで解決を見ないままに終わってしまった．

それから約 20 年後に，Helmholtz は，中耳が非線形性をもち，これが基本周波数に対応する差音を耳内で発生させ，基本周波数に対応する高さを発生させるのであると考えた[116]．また彼は，基底膜は横に張られた多数の線維からなり，その線維の長さは基底膜の幅が異なるので共鳴する周波数が異なり，異なった周波数の音に対しては異なった線維が共鳴して振動し，これが，異なった聴神経を刺激して異なった音の高さを発生させるのであると考え，Ohm の主張を支持した．彼の理論は共鳴説とよばれている．また Békésy の基底膜上を伝搬する進行波の最大振幅の位置が周波数に対応するという発見を音の高さに結びつけた考えを進行波説とよんでいる．

このように音の高さに関する古典的な共鳴説・進行波説は，音の高さが共鳴弦あるいは基底膜の場所によって決定されるということから**場所説**（place theory）とよばれている．一方，音響波形からの時間的な情報によって音の高

さが決定されるという考え方は**時間説**（temporal theory）とよばれている．

（b） 複合音の高さ

一方，1930年代の終わりになって，SchoutenはHelmholtzの主張する差音の発生による場所説を否定する新しい実験結果を報告した[118]．彼は電子装置を用いた実験装置によって基本周波数が200 Hzの複合音から基本周波数成分を除去した複合音（第2倍音以上からなる複合音）をつくった．基本周波数成分の欠けた複合音は，**missing fundamental**とよばれている．このような複合音は基本周波数が存在する場合に比べると，音色は変化するが高さは変わらない．この場合の音の高さを**レジデューピッチ**（residue pitch）と名づけられている．彼の実験結果によれば，

1) レジデューピッチは中耳に非線形を起こさないような弱い音についても観測できる．
2) 一般的に，周波数の近い二つの純音を聞くとビート（うなり）が生じるが，基本周波数が200 Hzのmissing fundamental音と206 Hzの純音とを同時に聞いてもビートは生じない．
3) レジデューピッチは，そのピッチに対応する周波数（＝200 Hz）を含んだ帯域雑音を同時に加えても知覚される．

このようなことから，レジデューピッチは差音によるものではないことが明らかになった．さらに，Schoutenは**振幅変調音**（amplitude-modulated tone）を用いて実験を行った．この場合，振幅変調音は，キャリア周波数（純音）とそれに変調周波数（純音）を加算および減算した三つの周波数成分をもつ複合音となる．Schoutenは，キャリア周波数を1 200 Hz，変調周波数を200 Hzとし，1 000，1 200，1 400 Hzの成分をもった複合音を作成した．この音のレジデューピッチは200 Hz純音の高さと等しくなった．この高さは差音の周波数と一致する．そこで，キャリア周波数を1 240 Hzに変えた．この場合は，周波数成分は，1 040，1 240，1 440 Hzとそれぞれ40 Hzだけ高いほうにシフトする．実験結果によると，驚くべきことにこの場合のレジデューピッチは，205 Hzとなった．成分間の差音の周波数は，200 Hzあるいは400 Hzであるので，レジデューピッチは差音によって生じるものであるという説は完全に否定された．

それでは，レジデューピッチは時間説で説明可能であろうか．Schoutenら[118]

は振幅変調音を用いて広範囲の実験を行った．彼らは変調周波数 g を 200 Hz 一定とし，基本周波数を 1 200 Hz から 50 Hz きざみで 2 400 Hz まで変化させた振幅変調音の高さを心理実験により調べた．3 人の被験者についての結果を図 5・27 に示す．横軸はキャリア周波数，縦軸はレジデューピッチに対応する周波数である．また破線は横軸の周波数を n で割った値である．この結果によれば，振幅変調音の高さとしては，一つだけでなく三つあるいは四つの高さを聴きとることが可能なこと，および変調周波数とキャリア周波数が簡単な整数比にならない場合は，レジデューピッチは変調周波数に等しくならないことを見

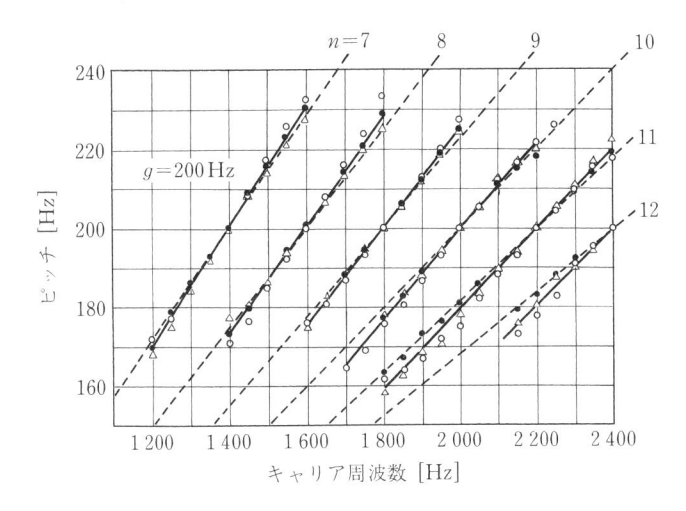

図 5・27 振幅変調音のピッチ[118)]

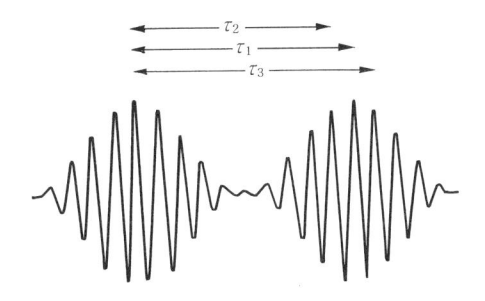

図 5・28 振幅変調音の波形と相隣る変調周波数同期の時間間隔

いだした．そこで彼らは，図 5・28 に示すような振幅変調音の波形の相隣る変調周波数周期のピーク間隔 τ_1, τ_2, τ_3 などの逆数として振幅変調音の高さが決定されるのであると考えた．この理論は，時間説に属するが，**微細構造説**（fine structure theory）とよばれている．図 5・27 の破線は波形のピーク間隔の逆数となっている．心理実験結果は，この破線にかなり近いが，しかしわずかではあるが系統的に食い違っている．したがって複合音の高さについてはまだ完璧に問題が解決されてはいるわけではない．

（c） 音の高さの一次元的性質の尺度化

純音の高さは上述のように**メル**（mel）という単位で 1 次元的に表現されている．音圧レベルが 40 dB で，周波数が 1 000 Hz の純音の高さを 1 000 メルとし，正常な感覚をもつ人が 1 メルの n 倍の高さと判断する音の高さが n メルである．すなわち 1 000 メルの音は 500 メルの音の 2 倍の高さに聞こえる．純音の周波数と高さの関係は図 5・29 のようになっている[119]．ここで，1 000 Hz の純音の 2 倍の高さに感じる周波数は，1 オクターブ上の 2 000 Hz ではなく，3 000 Hz であることに注意すべきである．

トーンハイトすなわち音の高さの 1 次元的側面の生理的対応を考える．基底膜の共振周波数が長さ方向に 1 次元的に変化し，さらに各神経核上で神経細胞は特徴周波数の順に並んでいることから，トーンハイトは神経細胞の発火頻度の空間パターン，つまり場所情報によって生じているものと考えられる．

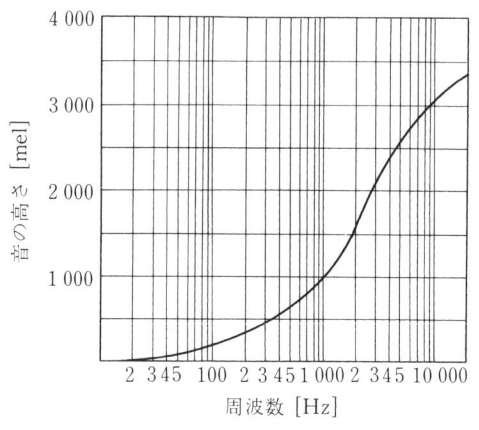

図 5・29 音の高さの 1 次元尺度化（メル尺度）[119]

(d) 音の高さの循環的性質

音の高さは，たとえば音楽用語では1オクターブごとに同じ**音名** (note name) が出てくるように，循環的な側面ももっている．音の高さのこの面をトーンクロマとよんでいる．Bachem[120]は，絶対音感保有者に対してさまざまな周波数の純音を周波数の低いほうから順に呈示し，音名を答えさせたところ，周波数が4～5 kHz以上の音については，音名が固定してしまい，正答が得られなくなった．また，羽藤ら[121]，Ohgushiら[122]も同様な実験を多数の絶対音感保持者について行った．ただし音の呈示順序はランダムであった．その結果，やはり4～5 kHz以上の周波数では音名判断がきわめて困難になった．

これらの実験的事実から，純音においてもトーンクロマは感じられるが，トーンクロマの感じられる周波数には限界があり，その上限周波数はほぼ4～5 kHzであることが明らかにされている．なお，ピアノの最高音の基本周波数は4 200 Hz付近であるが，この理由はこの付近の周波数よりも高くなると音名の変化を感じることが困難になり，旋律が構成できなくなるからであろう．

ここで，トーンクロマの生理的起源について考える[123]．前述のように，聴神経は二つのタイプの情報を伝送している．すなわち，発火パルスの頻度の空間的分布（場所情報）と発火パルスに含まれる時間情報（パルス間の時間間隔など）である．

これらのうち，トーンクロマはどちらの情報が生みだしているのであろうか．音刺激の周波数が1オクターブ上昇すると同じ音名をもった音になり，ある類似感を感じさせる．このとき，聴神経レベルの発火の空間パターンは特徴周波数の高い方向へ移動するが，その間に何らかの特別な類似性が存在するという証拠は何もない．

一方，図5・16に示すようなパルス間隔ヒストグラムを考えると，周波数が1オクターブ上昇した場合，パルス間隔頻度がピークとなる時間間隔は元の音刺激に対する場合に比べて，1/2になる．したがって，元の音に対する第n番目のピークは，1オクターブだけ高い音に対する第$2n$番目のピークに対応することになる．すなわち，これらのヒストグラムにはある特定の類似性が見られる．

また，トーンクロマの感じられる上限周波数は4～5 kHzであるが図5・17

に示された折り返しヒストグラムから予想されるように，音響波形とパルス発火のタイミングの関連性は，4〜5 kHz で消失する．これらの二つの対応関係から，トーンクロマは聴神経の伝送する時間情報によって生じるものであることが推定できる．

さて自然界に存在する楽音は基音とその倍音列からなっており，1次元性と2次元性（循環性）を併せもっている．スペクトルをうまく選べば，トーンハイトの変化はほとんど感じさせずにトーンクロマの違いのみを感じさせる音の

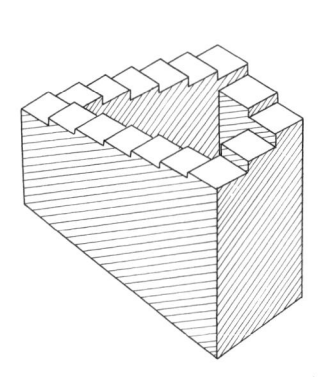

図 5・30 無限階段の錯視[124]

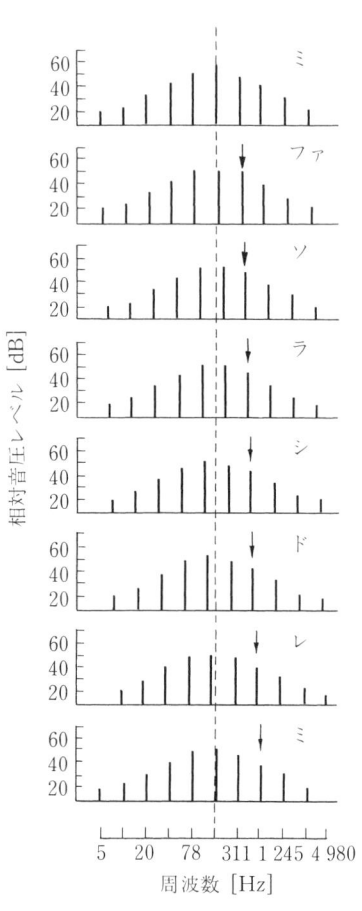

図 5・31 無限音階を構成する各複合音のスペクトル

系列をコンピュータで合成することは可能である．

図5・30は左まわりに1段ずつ無限に昇り続けるように見える階段で，これは無限階段の錯視とよばれるものである．聴覚系においても，複合音のスペクトル構造をうまく選べば，基音が1オクターブの範囲内の音だけを用いて高さが無限に上昇しつづける音の無限階段，すなわち**無限音階**（endless scale）をつくることができる[124]．この複合音はスペクトルは図5・31に示すように，基本周波数とその2のn乗倍（n：整数）の周波数の倍音からなっている．すなわち，どの部分音も単独では同じ音名となる．

また，ミ，ファ，ソ，…と音名が変わるにつれ，スペクトル包絡線は一定の形に保ちながら各周波数成分は少しずつ移動し，1オクターブで完全にもとの形にもどる．この音の系列を繰り返し聞くと，あたかも図5・30のような無限に高さが上昇（逆の順にすれば下降）しつづける音階として聞える．このような現象は，各複合音の周波数帯域が広いうえ，スペクトル包絡線が等しいので聴神経の伝送する基底膜の場所情報による高さにあまり違いがなく，時間情報による高さのみが大きく異なることによって生じるのであると考えられる．

(e) オクターブ伸張現象

周波数がほぼ1オクターブ（周波数比＝2）だけ離れた二つの純音を旋律的（継時的）に聞く場合，1オクターブよりは1〜2％周波数比を大きくしたほうが，オクターブらしく聞こえる[123],[125]．この現象を**オクターブ伸張現象**（octave enlargement phenomenon）とよぶ．この傾向は，周波数が高くなるほど顕著になるが，**心理的オクターブ**（subjective octave）を測定する実験で，低いほうの周波数が2.7 kHzを越えると（すなわち，高いほうの周波数がほぼ5.4 kHzを越えると），被験者がオクターブのマッチングができなくなる[125]．これは，トーンクロマがほぼ5 kHz付近で消失しているからである．また，ヴァイオリン，フルート，オーボエなどの楽器の実際の演奏音の基本周波数を調べた結果によれば，1オクターブ跳躍する部分では演奏者はそれよりも周波数比を広くとっていることが明らかにされている[126]．

ピアノは一般に，**平均律**（equal tempered scale）で調律されていると思われている．平均律とは，半音の周波数比を2の12乗根（＝1.059463…）とし，1オクターブに対応する同じ音名の二音の周波数比をちょうど2としたもの

である．なお半音より狭い音程を表現するために，1セントを2の1 200乗根（=1.000577…）とし，半音を100セントとした単位も使われる．しかし，平均律で調律されているのは中音域だけで，高音域と低音域では，1オクターブが1 200セントよりも広くなるように調律されている．完全に全音域を平均律で調律したピアノで演奏すると不快に感じられる[127]．

ピアノに関しては，ピアノ音の倍音がやや高いほうにずれていることが一つの原因であることが指摘されている[128]．しかし，純音でもオクターブ伸張現象が生じるのであるから，原因は聴覚系の性質そのものの中に内在することの可能性も考える必要がある．そうすると聴覚神経系の中では，基底膜の振動の周期がそのまま時間情報になるわけではなく，聴神経あるいは上位の神経細胞のパルスの時間間隔が時間情報の基礎になるのであるから，心理現象との対応を考える場合には，音の波形レベルではなく，神経細胞のレベルで考えるべきである．

オクターブ伸張現象の生理的起源については次のように考えられている．Ohgushiは，図5・15に示されるようなRoseらが発表した四つの聴神経のパ

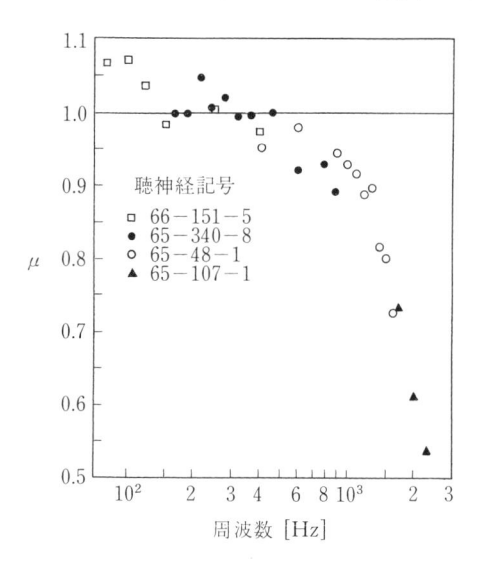

図5・32 四つの聴神経について音刺激波形の周期を，周期に対応するパルス間隔の最大頻度値で割った値[123],[129]

ルス間隔ヒストグラムにおいて，音刺激の周期と周期に対応するパルス間隔の関係を詳細に計測した[123),129)]．その結果得られたのが図 5・32 である．図において，横軸は純音刺激の周波数，縦軸 μ は，音刺激波形の周期を，周期に対応するパルス間隔の最大頻度値で割った値である．この図から明らかなように，周波数が上昇するにしたがって，聴神経が音響波形の隣接するピークに発火する場合の間隔は，周期に比べて統計的にはしだいに遅れてくることがわかる．

この事実が，オクターブ伸張現象をどのように説明できるかの例を図 5・33 に示して説明する．図 5・33（a）は 500 Hz の音刺激（周期：2 ms）に対して聴神経がほぼ 2 ms の間隔でパルスを発生している．音が 1 オクターブ高くなると周期は 1 ms となるが，上述のことから（図 5・32）パルス間隔は周期よりやや広くなる．ここ（図 5・33（b））では仮に，1.02 ms としている．聴覚神経系では，周期に対応するパルス間隔が 1/2 になったときに 1 オクターブ高いと判断すると仮定すれば，図 5・33（c）に示すように，音の周波数が 1 020 Hz

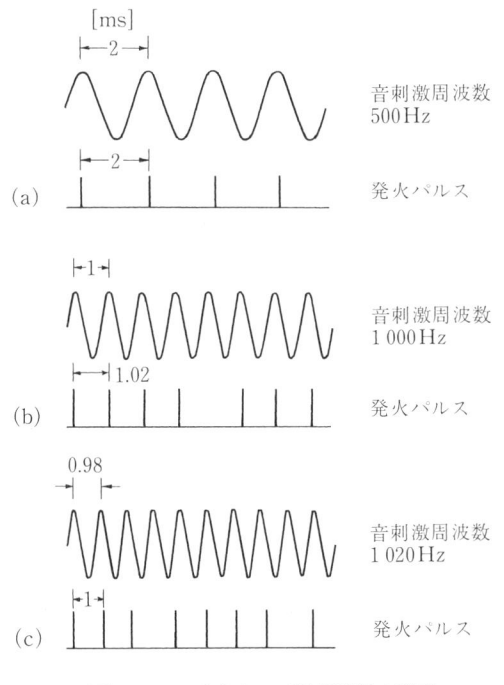

図 5・33 オクターブ伸張現象の説明

となり，パルス間隔がちょうど1 msになったときに，1オクターブ高いと判断することになる．このようにして，オクターブ伸張現象を説明することができる[123]．

オクターブ伸張現象の説明を，聴神経のパルス時間間隔によって説明する試みは，後にHartmannによっても行われ[130]，またこれらの考え方を裏づける詳細な生理実験も行われている[131]．

5・4・4 音　色

音の大きさと高さが同じであっても，トランペットとクラリネットの音は異なって聞こえる．簡単にいうと，このように大きさと高さ以外の性質を一括して音色とよんでいる．音色は多次元的な性質である．音色をさらに分析すると，主要な三つの性質として，美的性質，金属的性質および迫力的性質などが抽出できることが多くの研究によって明らかにされている．定常音についてはそれぞれ美的性質の中の**協和性**（consonance）および金属的性質の中の**シャープネス**（sharpness）が音色の代表的な性質としてよく調べられている．シャープネスは後述するように，音の高さの1次元的性質（トーンハイト）と密接に関連している．

（a）協和性

紀元前の昔から，2台の同一の一弦琴の弦の長さを1:2，2:3あるいは3:4として同時に鳴らすと，他の比率の場合よりも快く響くことが知られていた．当時は音の周波数という概念はまだなかったが，この現象を現代風に解釈すると，「基音の周波数が簡単な整数比になるような二つの楽音を同時に鳴らせば協和音となる」ということになるであろう．上の簡単な整数比の和音は，中世以後に使用されるようになった基音の周波数比が，4:5（長3度），5:6（短3度），3:5（長6度），5:8（短6度）などの不完全協和音程とともに西洋音楽の和音の基礎となった．

協和性理論（consonance theory）の基本的な部分はHelmholtzによってすでに主張されていた[116]．すなわち，周波数の近い二つの純音を同時に聞くと，二つの純音の周波数差に対応するうなり（ビート）が感じられるが，周波数差がある程度大きくなると，音は速いうなりのため濁った粗い性質をもつように

なってくる．彼はこの粗さ（ラフネス）が純音の周波数にかかわらず周波数差が 30～40 Hz において最大になることを見いだした．周波数差がさらに大きくなると周波数比に関係なく**ラフネス**（roughness）は減少し，音は快く感じられるようになる．

しかしながら，楽器音などのような複合音では，純音の場合とは異なり，簡単な基本周波数比になるほどよく協和する．この理由としては，たとえば基本周波数がオクターブ関係にある二音からなる和音は，基本周波数の高いほうの複合音の各部分音は，すべて低いほうの部分音のいずれかと一致するので，うなりが生じないからであると考えた．また，その他の単純な基本周波数比の二つの楽音を同時に聞いた場合は，部分音どうしが重なることがあり，また部分音間の 30～40 Hz のうなりが比較的生じにくいことからラフネスが少なく協和すると考えた．

その後，Plomp らは二つの定常複合音が同時に呈示された場合の和音の協和度を計算する協和性理論を発表した[132]．彼らは，まずはじめに二成分複合音（二つの純音からなる複合音）の協和度を心理実験で調べ，理想化した曲線を描いた．図 5・34 が二成分複合音の協和度を示す曲線で，横軸は臨界帯域幅（p.149 参照）を単位とした二つの純音の周波数差，縦軸は相対的な協和度（左）および不協和度（右）を表している．

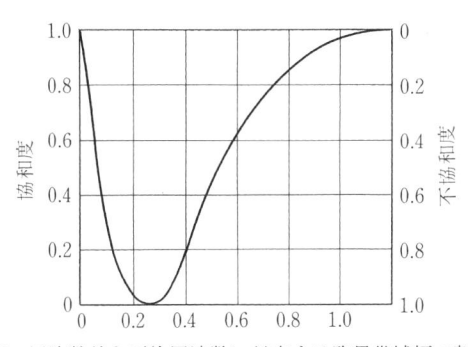

二純音の周波数差を平均周波数に対応する臨界帯域幅で割った値

図 5・34 二純音の協和度と不協和度[132]

この図からわかるように，二純音の周波数差が臨界帯域幅の 1/4 倍のときに最も不協和になり，周波数差がそれよりも大きくなっても小さくなっても協和

度は向上する．この図を基礎として，二つの複合音が同時に提示された和音の協和度を計算することができる．その方法は，二つの複合音の各周波数成分すべてを周波数軸上に並べ，隣接する成分対をつくり，それらの不協和度を図の右側のスケールから求め，それらの値をすべて加算する．

図 5・35 は，六成分複合音が同時に提示された場合の和音の協和度の計算結果である．横軸は一つの複合音の基本周波数を 250 Hz としたときの他方の複合音の基本周波数を表し，縦軸は相対的な不協和度（下方がより不協和）を表す．この図によれば，経験的に知られているように，基本周波数が簡単な整数比の場合には協和度はよくなることが示されている．

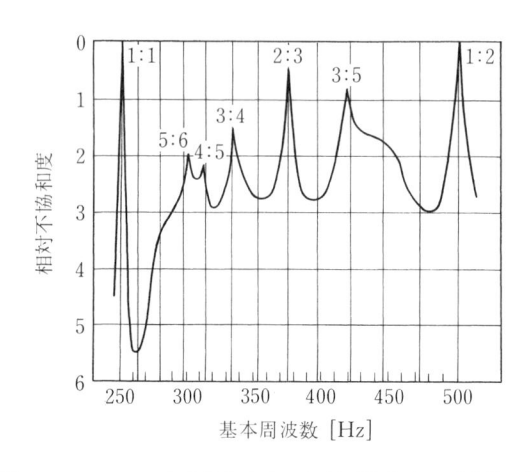

図 5・35 二つの六成分複合音の相対不協和度の計算結果[132]

Plomp らの研究は，Helmholtz の考えを踏襲し，臨界帯域の概念を導入することにより，協和性というこれまであいまいであった性質を定量化したものである．

ついで，Kameoka らも同様に複合音の協和度を計算する理論を構成した[133],[134]．まず二純音の協和度の心理実験結果を計算用に整理したものを図 5・36 に示す．横軸は周波数偏差，縦軸は絶対不協和度（左）および相対不協和度（右）である．図 5・34 に示される Plomp らの図と比べると，より広い周波数差でも不協和度に影響を与えている．Kameoka らの計算理論で特徴的なことは，

1) 隣接する成分対だけではなく，すべての成分の間の絶対不協和度を考

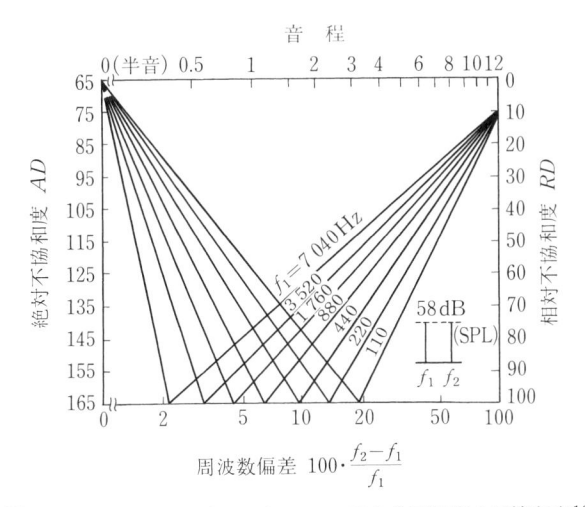

図 5・36 Kameoka & Kuriyagawa による二純音の不協和度[133]

慮する
2) 絶対不協和度をそのまま加算するのではなく，べき乗法則によって不協和強度という物理量に対応する量に変換し，ここで加算する
3) ここでさらにべき乗法則によって心理量に対応する絶対不協和度に変換する

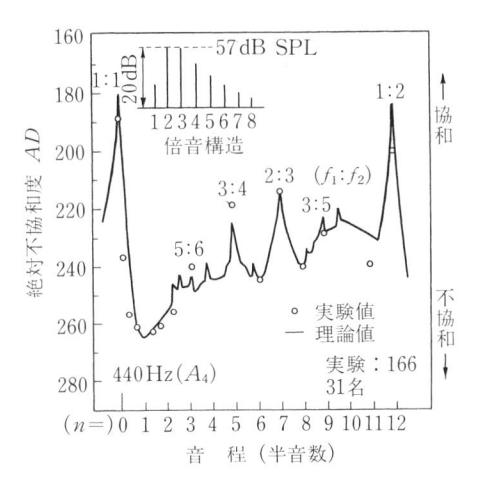

図 5・37 二つの八成分複合音が同時に呈示されたときの絶対不協和度の計算結果と心理実験結果の比較[134]

という過程を経ていることである．Kamepokaらは，二つの八成分複合音による和音の絶対不協和度を計算し，また心理実験を行って比較しているが，図5・37に示すようにかなりよく合っていることが示されている[134]．

しかしまだこれで，協和性理論が完成したわけではなく，解決すべき問題も残っている．たとえば，周波数成分が表5・1のような5種類の四成分複合音 (f_1, f_2, f_3, f_4) の協和度を考える．複合音番号が増えるにしたがって隣接成分の周波数間隔が広くなり，この周波数間隔は十分広いので，これらの複合音は，いずれの協和性理論から計算しても，番号が大きくなるにしたがって協和度はよくなるはずである．

表 5・1 実験に用いた5種類の四成分複合音[135]

複合音番号	f_1	f_2	f_3	f_4
1	800	1 100	1 350	1 550
2	800	1 150	1 450	1 700
3	800	1 200	1 600	2 000
4	800	1 250	1 750	2 300
5	800	1 300	1 850	2 450

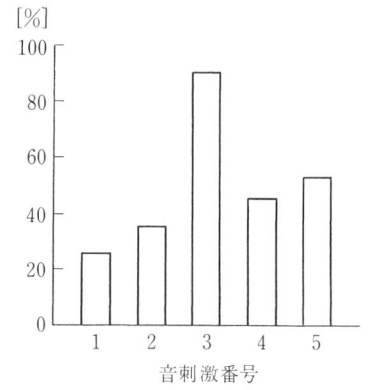

図 5・38 5種類の四成分複合音の協和感の一対比較実験結果[135]

次に各複合音の協和感の比較を心理実験によって行った．その結果を図5・38に示す．すなわち，番号3の複合音を除いては実験結果は協和性理論から予測されるとおりであったが，調波構造複合音である番号3の複合音は最も協和しているという結果になった．番号3の調波構造複合音は，周期が2.5 msの周期波形音である．この結果は，周波数領域のパラメータだけでは完全ではなく，時間領域のパラメータも考慮する必要があることを示唆していると思われる[135]．

（b）シャープネス

Bismarckは，基本周波数が200 Hzでさまざまなスペクトル構造をもつ複合音および下限周波数が200 Hzで上限周波数とスペクトル包絡線の異なる帯域

雑音など35種の複合音を被験者に聞かせ，30種の音色表現語対の7段階意味尺度上で音色の印象を評定させ，因子分析を行った[136]．これらの因子の中で最も因子負荷量の高かったのは，Sharp, Hard, Bright, High などに関連する因子であった．すなわち金属性因子に最も近いと考えられる．これらの結果から，Bismarck はシャープネスを音色について最も目立つ性質と考え，純音と帯域雑音についてシャープネスの尺度化を行った[137]．

　その結果，シャープネスは純音の場合には周波数の上昇とともに増加し，狭帯域雑音の場合には中心周波数の上昇とともに増加した．またこれより先に行われた純音の高さ[119]，音のちみつさ[138] の心理尺度の実験結果とともに図5・39に示す．横軸は，1 kHz の場合の心理尺度値を基準とした相対的尺度である．この図から，5 kHz 以上の高さの感覚を除いては，シャープネス，ちみつさ，高さ，はきわめて近い性質をもっているいることがわかる．

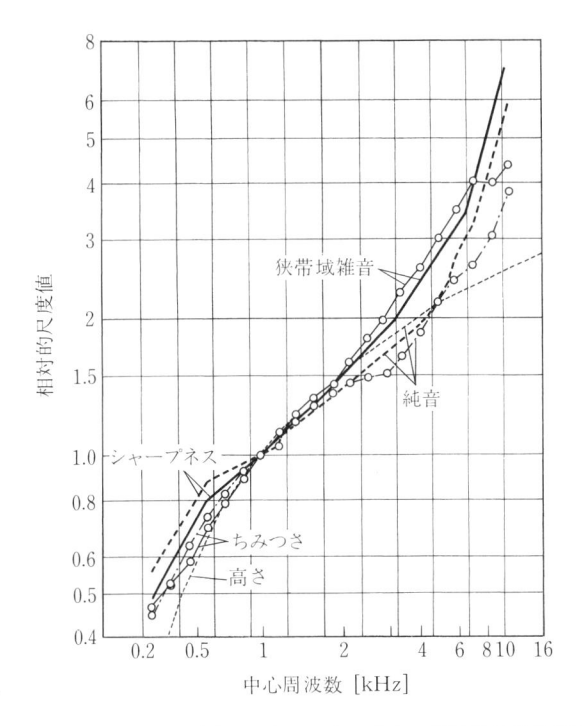

図5・39　シャープネス，ちみつさ，高さの相対的尺度値[137]

この結果は一つの重要な問題を提起する．シャープネスは音色の1次元的性質を表す側面であるのに対し，トーンハイトは音の高さの1次元的側面である．それがよく似た性質をもっているということは，もともと音色と高さは独立であるという仮定からみるときわめて奇妙に思われる．今後，音の高さの1次元的性質は音色の要素と考えるべきかもしれない．この問題の整理はまだなされておらず，今後探究されるべき重要な問題として残されている．

5・4・5 マスキング

静かな場所で聴きとれていた音が騒音環境の中では聴きとれなくなるような状況は日常生活の中でよく経験することである．このような現象を**マスキング**（masking）という．JISによれば，マスキングは以下のように定義されている．

1) ある音の最小可聴値が，他の音の存在によって上昇する現象
2) 1)の現象による上昇量（dBで表現）

マスキングは聞きたい音（信号音）と聞きたくない音（妨害音）が同時に存在する場合だけではなく，**信号音**（maskee）と**妨害音**（masker）が時間的にわずかに離れている場合にも生じる．同時に存在する場合は**同時マスキング**（simultaneous masking），時間的に離れている場合は**継時マスキング**（temporal masking）とよぶ．継時マスキングには，妨害音が信号音よりもわずかに先行する場合に生じる順向性マスキング，信号音が妨害音よりもわずかに先行する場合に生じる逆向性マスキングがある．以下では，意味の混同を避けるために上の2)の意味のマスキングをマスキング量とよび，dB値で表す．また以後は，妨害音を**マスカー**とよぶことにする．

(a) 同時マスキング

同時マスキングに関する心理実験結果の一例を図5・40に示す[139]．マスカーが400Hz，80dB SPLの純音刺激の場合のマスキングを実線で示し，マスカーが中心周波数410Hz，帯域幅90Hzで80dB SPLの狭帯域雑音の場合を点線で示す．いずれも信号音は純音である．この結果を要約すると，

1) 信号音とマスカーの周波数が近ければマスキング量は大きく，周波数差が大きくなるにしたがって，マスキング量は減少する．
2) マスキング量は周波数軸に対して非対称で，周波数の低い音は高い音

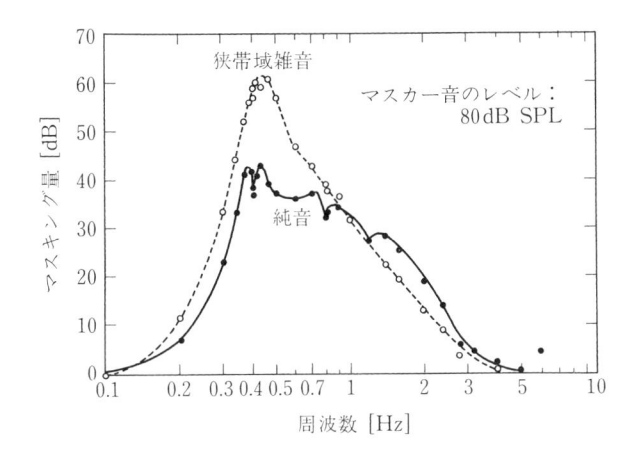

図 5・40 純音および狭帯域雑音による純音の同時マスキング[139]

をマスクしやすいが，高い音は低い音をマスクしにくい．

3) マスカーが純音の場合には，信号音とマスカーの周波数が近くなると，うなり（beat）が生じ，信号音の存在が検出しやすくなるのでマスキング量は低下する．なおこの場合はマスカーの音圧が大きいので聴覚系内の非線形性により倍音（400 Hz と 800 Hz）が生じ，この近くの周波数でもやはりうなりが発生してマスキング量は低下している．

4) なお，この図には示されていないが，マスカーの音圧が上昇するとマスクする周波数範囲が広がり，マスキング量も増大する．

マスキングの生理的起源としては，聴神経における二音抑圧現象から推測して信号音に対する神経応答がマスカーによって抑圧されるという考え方がある．もう一つの考え方は，信号音に対する神経応答が，マスカーに対する応答の中に埋没してしまうというものである．おそらく埋没と抑圧が混合した過程によるのであろう．

マスキングの周波数関係の非対称性については，図 5・8 に示される基底膜の振動パターンから説明できる．すなわち，低い周波数に対しては基底膜が広い範囲にわたって振動するが，高い周波数に対しては前庭窓側に振動が限定されている．したがって，低い周波数の音は高い周波数の音をマスクしやすいが，その逆の場合はマスクしにくくなることが説明できる．

(b) 継時マスキング

信号音とマスカーが 100 ms 以下の短い時間間隔だけ離れて呈示される場合のマスキングを**継時マスキング**（temporal masking）とよぶ．時間的に先に呈示されたマスカーが後で呈示された信号音をマスクする現象を**順向性マスキング**（forward masking），先に呈示された信号音を後に呈示されたマスカーがマスクする現象を**逆向性マスキング**（backward masking）という．

心理実験結果の一例を図 5・41 に示す[140]．横軸は信号音とマスカーの時間間隔である．この場合の信号音は，持続時間が 10 ms の純音，マスカーは白色雑音で持続時間 50 ms，音圧レベルが 70 dB である．この結果によれば，時間間隔が短い場合には逆向性マスキングのほうがマスキング量が大きいことがわかる．

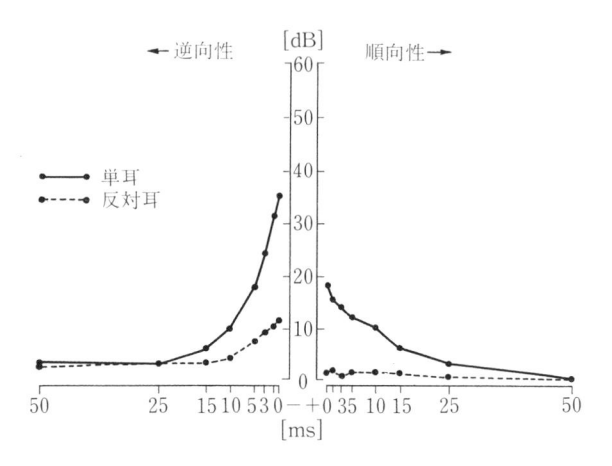

図 5・41 順向性および逆向性マスキングの測定例[140]

順向性マスキングがなぜ生じるのかという生理学的な説明についてはまだ十分になされていないが，一つの考えとしては，基底膜に原因があると考えることができる．一般に，帯域幅の狭いフィルタに音刺激が入力されるとその出力はゆるやかに成長し，ゆるやかに減衰する．基底膜は帯域幅の狭いフィルタと考えることができるので，強いマスカー刺激が停止しても振動はしばらく続く．そこで聴神経の発火もしばらく続き，後続の信号音に対する発火が，マスカー刺激に対する発火の中に埋没するか，あるいは神経の疲労のために抑制される

可能性が考えられる．

　一方，逆向性マスキングは，信号音の後に呈示されたマスカーによって生じるので，因果律に反しているようにみえる．しかし，この現象を説明できる生理実験データが存在する．図5・42はさまざまな相対音圧レベルのクリック刺激に対する，各レベルの神経細胞の**潜時**（latency）を測定したものである[141]．潜時とは音刺激のはじめから神経細胞の発火までの時間をいう．この図において，P：聴神経，CN：蝸牛神経核，IC：下丘，MG：内側膝状体のそれぞれの神経細胞を表す．またその右側の数字は，神経細胞の通し番号と，特徴周波数（Hz）を表している．ただし，N_1 は蝸牛窓のクリックに対する応答である．

　この図によると，聴神経や蝸牛神経核神経細胞のような末梢系の神経細胞では，音圧による潜時の変化は少ないが，下丘以上のレベルの神経細胞ではこの

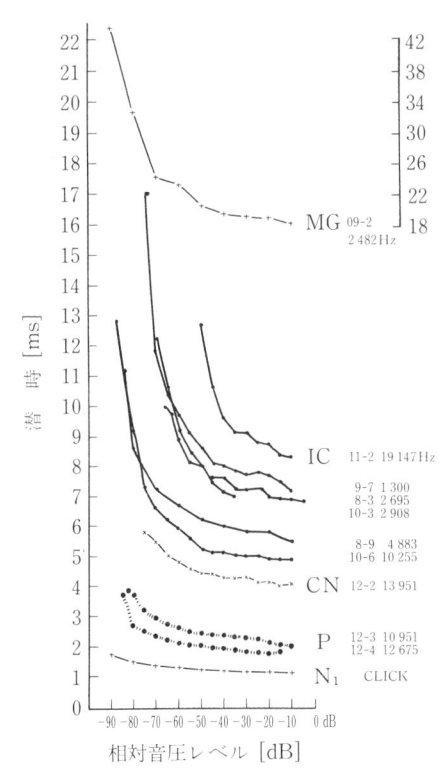

図 5・42 音刺激から神経細胞の発火までに要する時間[141]

変化が大きく、音圧レベルの低い音に対しては潜時が非常に大きくなることが示されている。また、同一神経核レベルでは、概して特徴周波数が低くなるにしたがって潜時は長くなっていることがわかる。これらのことは、上位にいくときのシナプス遅延と基底膜上の進行波による遅れに対応している。重要なことは、音刺激の音圧が小さくなると、潜時が長くなることである。したがって、先行する弱い信号音に対する上位レベルの神経細胞の応答は、神経系を伝送される間に遅延し、後続する強いマスカーに対する応答の中に埋没してしまう。すなわち、逆向性マスキングは、主として下丘以上のレベルで生じているものと推測される。

（c）中枢性マスキング

信号音とマスカーが左右別々の耳から入ってきたときに生じるマスキングを**中枢性マスキング**（central masking）あるいは**両耳マスキング**（binaural masking）という。Zwislocki らは、マスカーが 1 000 Hz、60 dB で持続時間が 250 ms の場合の短い純音（10 ms）に対するマスキングの実験を行った。その一例を図 5・43 に示す[142]。中枢性マスキングは図 5・40 に示した同時マスキングに比べてマスキング量が少ない。図 5・43 の CB は臨界帯域幅を示す。すなわち、マスキングの生じる周波数範囲が狭いことも大きな特徴である。中枢性マスキングは両耳から別々に入ってきた信号音とマスカーの干渉効果であるので、生理学的には上オリーブ複合体以上のレベルで生じる現象である。

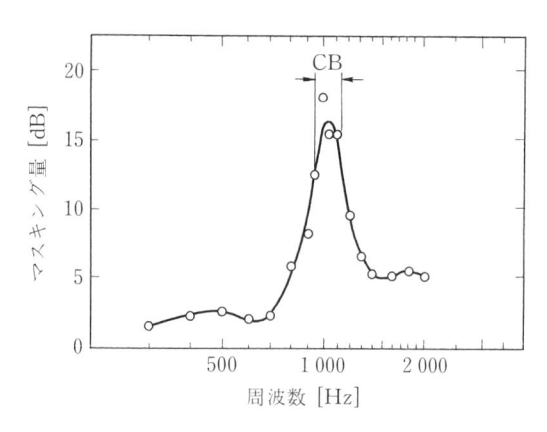

図 5・43 1 000 Hz 純音による中枢性マスキング[142]

5・4・6　臨界帯域と聴覚フィルタ

（a）　臨界帯域幅の概念

臨界帯域の概念の基礎となる心理実験をはじめて行ったのは Fletcher であった．彼は心理実験によって，帯域雑音をマスカーとした純音のしきい値を，帯域幅の関数として調べた[143]．ここで純音の周波数と帯域雑音の中心周波数を等しく設定し，雑音のパワー密度も一定に保った．したがって，帯域幅が広がると帯域雑音の全パワーは増加する．この実験において，雑音の帯域幅を広げていくと，帯域幅が狭いときは純音のしきい値は上昇するが，ある程度以上帯域を広げるとしきい値は変化しなくなることを発見した．すなわち，純音をマスクするのは，その周波数の近傍の雑音だけで，ある程度以上周波数の離れた雑音成分はマスキングに寄与しないことになる．

彼はこの結果から，聴覚末梢系は帯域が連続的に重なり合う帯域通過フィルタ群として振る舞うと考え，基底膜の各場所はそれぞれ異なった中心周波数をもつ帯域通過フィルタに対応すると考えた．また，それ以上広げても純音のしきい値が上昇しなくなる帯域幅を**臨界帯域幅**（CB：critical bandwidth）とよんだ．この臨界帯域幅は単にマスキングという現象に関係があるだけでなく，音の大きさの知覚やその他の聴知覚現象にも関係している．またさまざまな種類の心理実験結果から導かれた臨界帯域幅の値はよく一致している．

（b）　音の大きさの加算と臨界帯域幅

周波数の異なる二つの純音からなる複合音の大きさは，二音の周波数が近い

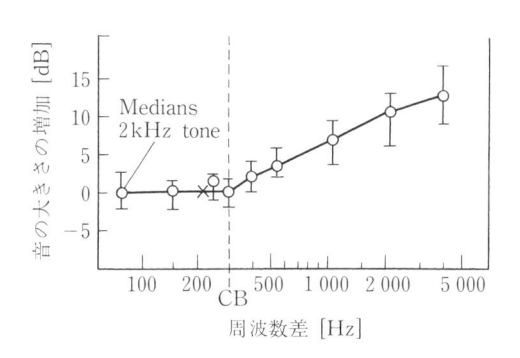

図5・44　二成分複合音（中心周波数：2kHz）の周波数を変えたときの音の大きさの変化[144]

場合は二純音相互間のマスキングにより,周波数が離れている場合より,小さくなる.Sharfは二つの純音の周波数差が変わったときにこの複合音の大きさがどのように変化するかを心理実験により調べた[144].この結果の一例で,中心周波数が2 kHzの二成分複合音の場合を図5・44に示す.横軸は二純音の周波数差,縦軸は周波数差が220 Hz(×印)の場合と比較した音の大きさの増加である.周波数差が300 Hz以下ならば,複合音の大きさは一定で,それ以上では大きさは増加することがわかる.この場合,臨界帯域幅は300 Hzである.

このほかに,Zwickerらが行った四成分複合音の場合の実験結果においても,音の大きさの増加しはじめる帯域幅はほぼ同様の値となっている[145].

(c) **聴覚フィルタの等価矩形帯域幅**

Fletcherは聴覚末梢系は帯域が連続的に重なり合う帯域通過フィルタ群として振る舞うと考えたが,このフィルタは現在では,**聴覚フィルタ**(auditory filter)ともよばれている.Pattersonは,聴覚フィルタの帯域や形状を測定するために図5・45の方法を用いた[146].信号音(純音)の周波数は固定され,マスカーは中心周波数が信号音の周波数に等しい帯域除去雑音である.信号音の周波数と雑音の両端の周波数の差を Δf とする.この場合,Δf が小さければ信号音は聴きとり難く,大きければ信号音は容易に聴きとれるであろう.聴覚フィルタを通る雑音の量は図5・45の横線で影にした部分の面積に対応する.そこで,信号音の周波数を固定して Δf を変化させ,しきい値を測定した.

この測定値からフィルタ出力における信号音とマスカーの比が一定値になる信号音の強さをしきい値であると仮定し,聴覚フィルタの形状を計算した例を

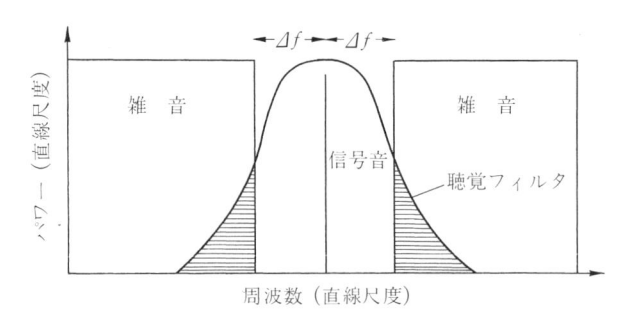

図5・45 聴覚フィルタの測定法[146]

図 5・46 に示す．帯域通過フィルタの周波数帯域幅は，出力のパワーが半分になる，すなわち 3 dB 減衰した上下周波数の差で定義されるのが普通である．

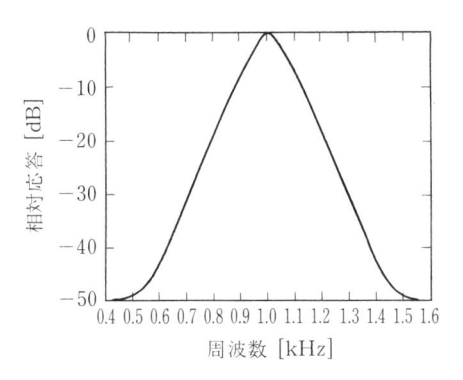

図 5・46 聴覚フィルタの形状の例[146]

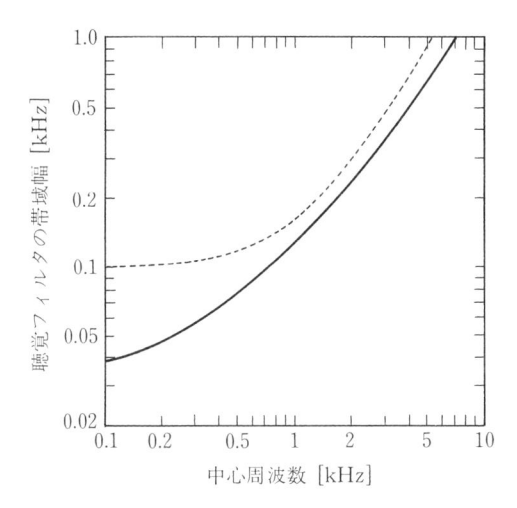

図 5・47 等価矩形帯域幅（実線）と Zwicker の臨界帯域幅（点線）の比較[146]

これに代わる測度が**等価矩形帯域幅**（ERB：equivalent rectangular bandwidth）である．ERB とは，矩形フィルタをもとのフィルタの最大の高さと同じにし，もとのフィルタの面積と同じにしたときのフィルタの帯域幅である．ERB をさまざまな中心周波数の関数として示したのが，図 5・47 の実線である[147]．点線で示した Zwicker の臨界帯域幅[145]と比較している．この結果によ

れば，ERB のほうが全体的にやや狭いが，とくに低い周波数では Zwicker の結果では臨界帯域幅はほぼ一定値であったのが，ERB では中心周波数の低下とともに狭くなっている．

5・4・7 両耳による知覚

われわれが左右に二つの耳をもつことの意義は，まず外界の対象物の位置を知るための方向知覚機能であろう．また両耳があることによって，騒音の中から希望する音を聴きとる能力も向上する．またステレオ音響における音の広がり感も両耳があってこそ味わえるのである．以下，これらの問題と聴覚機能について述べる．

(a) 水平面内の方向判断

われわれは周囲の音を聴きわけ，それぞれの音源の方向を知ることができる．両耳があることによって得られるこの機能は，日常生活の上で重要な役割を果たしている．それでは人間は音源の方向がどの程度異なれば方向の変化を検知することができるのであろうか．この問題については，Mills（1958）の有名な実験がある．被験者は無響室で頭部を固定して座り，二つの小さなスピーカから呈示される音を聞き比べ，音源の方向が異なっているかどうかを判断するように指示された．

その結果をまとめたのが図 5・48 である[148]．横軸は音刺激の周波数，縦軸は音源方向の**最小弁別角度**（MAA：minimum audible angle）を示している．各曲線に添えられた数字（角度）は，基準音の音源方向の角度（正面方向が 0 度，右側面方向が 90 度）である．この実験結果によれば，音源が正面方向にある場合には MAA は最も小さい．すなわち方向判断が最も容易である．音源が側面に移るにしたがって MAA は大きくなっている．また，MAA は周波数によっても大きく異なり，250〜1 000 Hz の範囲ではわずか 1 度の方向の違いでも聴き分けることができる．

音源方向の弁別をわれわれはどのような手がかりで行っているのであろうか．一般に音源が正面方向から右の方向にあれば，右耳には左耳に比べてより強い音が時間的に早く到着する．したがって聴覚は音の強さの両耳間差あるいは音の到着時間の両耳間差を方向知覚の手がかりとして用いていることが予想され

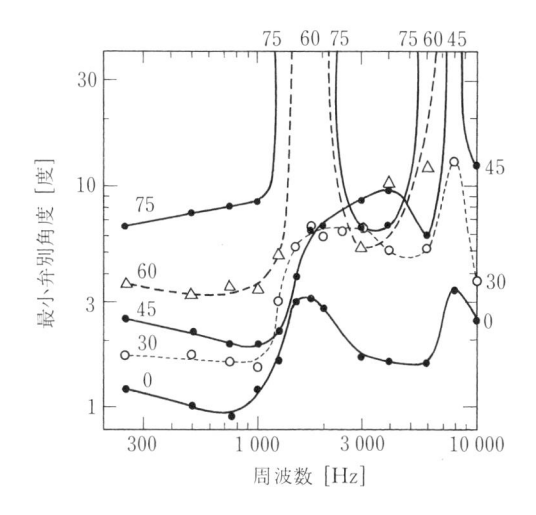

図 5・48 水平面内における音源方向の違いの最小弁別角度[148]

る.実際にステレオ音響プログラムを制作する場合には,強さの両耳間差 ΔI あるいは到着時間の両耳間差 Δt を,単独あるいは両者ともに変化させて音像(sound image)の方向を制御している.

とくに,ΔI と Δt を独立に逆方向に変化させると,たとえば Δt によって音像を右に寄せ,ΔI によって中央にもどすといったことも可能である.このことを**時間と強さの交換作用**(time-intensity trading)とよび,このときの $\Delta t/\Delta I$ を**時間-強さの交換作用比**(time-intensity trading ratio)とよんでいる.

$\Delta t/\Delta I$ を求める実験として,単一パルスを高域フィルタあるいは低域フィルタを通した単音を用いた心理実験が行われている.その結果を図 5・49 に示す[149].図に示すように,交換作用比は 1500 Hz 以下では約 25 μs/dB,それ以上の周波数では約 60 μs/dB となっており,低周波におけるほうがより Δt の影響が大きくなっている.この限界周波数約 1500 Hz は,聴神経が音刺激波形の連続するピークに対してパルスを発生することの可能な上限周波数にほぼ等しくなっている.

時間と強さの交換作用は,上オリーブ核以上のレベルで左右耳に加わる音刺激の強度差に応答する神経細胞あるいは時間差に応答する神経細胞などの働きによって生じているのであろう.

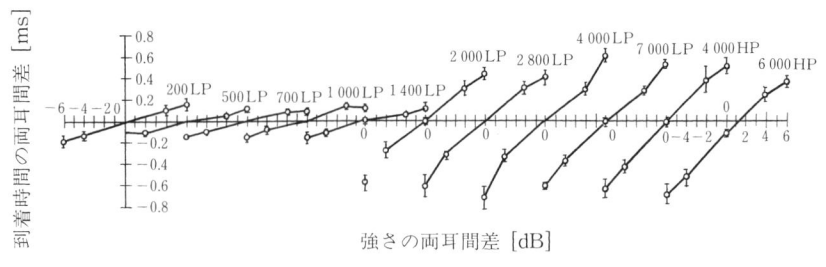

図 5・49 時間と強さの交換作用比[149]

(b) 正中面内の方向判断

両耳の外耳道入口を結ぶ直線と直交する平面を正中面という．正中面内の音源の方向判断についても多くの研究が報告されている．Stevens らの実験結果によれば，2 kHz 以下の純音については，前後判断の誤り率は約 35% にも達しており，前後判断はきわめて不正確であるといえる[150]．さらに中林の行った 1 オクターブ帯域雑音の音源方向判断実験においても前後判断はきわめて不正確であるという結果が得られている[151]．

それでは，正中面内の方向判断はどのような手がかりによってなされているのであろうか．Roffler らは，被験者の前方 −13 度方向から +20 度方向（0 度方向は被験者の耳の高さ，+ は上方）に多くの音源用スピーカを置き，1)広帯域雑音，2)低域雑音（2 kHz 以下），3)高域雑音（2 kHz 以上），4)高域雑音（8 kHz 以上），5)純音（600 Hz），6)純音（4 800 Hz）の各音刺激に対する正中面の方向判断の実験を行った．

その結果によれば，1)，3)，4)の音刺激に対してはほぼ正しい判断がなされたが，2)，5)，6)の音刺激については，音源の呈示方向を変えても判断方向は変わらなかった．このことは音刺激が純音でなく，かつ高い周波数成分を含んだ複合音（帯域雑音など）が必要であることを示している[152]．

また，森本らは正中面の上半面全体にわたって，15 度おきに 13 個の音源用スピーカを置き，さまざまな周波数帯域の雑音に対し，方向判断がどのようになるかを調べた[153]．その結果によれば，広帯域雑音に対しては正中面全体にわたってほぼ良好な方向判断が可能であったが，低域雑音（4.8 kHz 以下）の場合には実際の音源が上方にあっても前方あるいは後方と判断される頻度が多く，遮断周波数を 2.4 kHz とするとこの傾向は著しく強まった．また高域雑音

（6.8 kHz 以上および 9.6 kHz 以上）の場合には，正中面全体にわたってかなりの方向判断が可能であった．この結果も，正中面の方向判断には高い周波数成分を含む複合音であることが必要であることを示している．

この原因を探究する試みとして，Gardner らは耳介のひだ（凹凸の部分）が正中面定位に重要な役割を果たしていると考え，ひだを埋めて方向判断実験を行ったところ，判断能力が大きく低下することを見いだした[154]．また，Mehrgardt らは，正中面内の上半面各位置から外耳道入口までの周波数伝達関数を測定した[155]．その結果，周波数がほぼ 7 kHz 以上では入射角の違いにより，振幅が大きく変化することを見いだした．この測定結果は，正中面内の方向判断における高周波成分の重要性を裏づけるものであり，また高周波領域での周波数特性の変化が耳介のひだによって生じる反射波に基づくと考えられる．ふだんは気にしていない耳介のひだの重要性もうなずくことができる．

（c） **音の広がり感**

ステレオ音響において，左右のスピーカから同一の音を再生し，標準聴取位置（二つのスピーカと聴取者が正三角形をなす場所）で聴取すると，聴取者には両スピーカの中央に音源があるように感じられる．この感じられるイメージを**音像**（sound image）とよんでいる．上の例の，中央のみかけ上の音源を**虚音像**（phantom sound image）という．なお，実際の音源を正しい方向に感じている場合には，**実音像**（real sound image）という．

さて虚音像の場合には，音像の方向が同じ正面でも，音像の広がり感や距離感が異なる場合がある．Kurozumi らは，左右耳に加わる白色雑音の強さを同じにし，左右のスピーカから放射される音響波形間の相関係数 r を -1 から $+1$ まで $1/3$ ごとに変化させた 7 種の白色雑音対を二つのスピーカから被験者に継

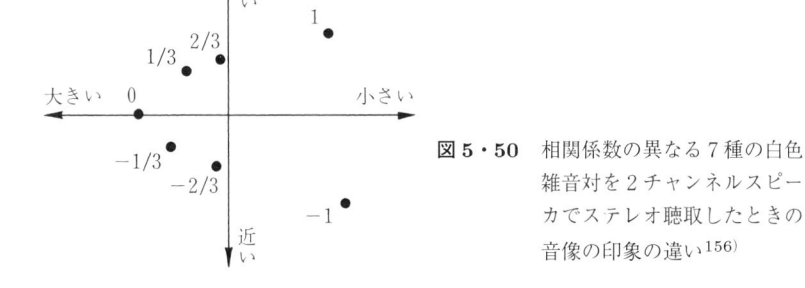

図 5・50 相関係数の異なる 7 種の白色雑音対を 2 チャンネルスピーカでステレオ聴取したときの音像の印象の違い[156]

時的に聞かせ，聴覚的印象の類似性判断実験を行った[156]．その結果を多次元尺度法で分析した結果を図 5・50 に示す．●印は各白色雑音対で，それぞれに付した数字は相関係数を表す．各 ●印間の距離が心理的な距離感に対応している．さらに追加実験の結果，横軸は音の広がり感（右方向がより広がっている），縦軸は音の距離感（上方向がより遠い）に対応していることがわかった．

この結果をわかりやすくするために，音像の様子を図 5・51 にイラストで示す[157]．相関係数 r が -1 から $+1$ まで変化するにしたがって音像の距離が遠くなっていくこと，相関係数 r の絶対値が小さくなるにしたがって音像が広くなっていくことがわかる．このような特性を用いて，音像の広がり感や距離感の制御ができる．

（d） 両耳聴による識別能力の向上

聴きとるべき信号音が騒音の中に埋もれると信号音が聴きとれなくなり，いわゆるマスキング効果が生じる．このとき，両耳に加わる信号音間あるいは騒音間に音圧差あるいは位相差があると，両耳間に生じるマスキング量が減少するという興味ある現象が知られている．左右耳に加わる音の条件が変わること

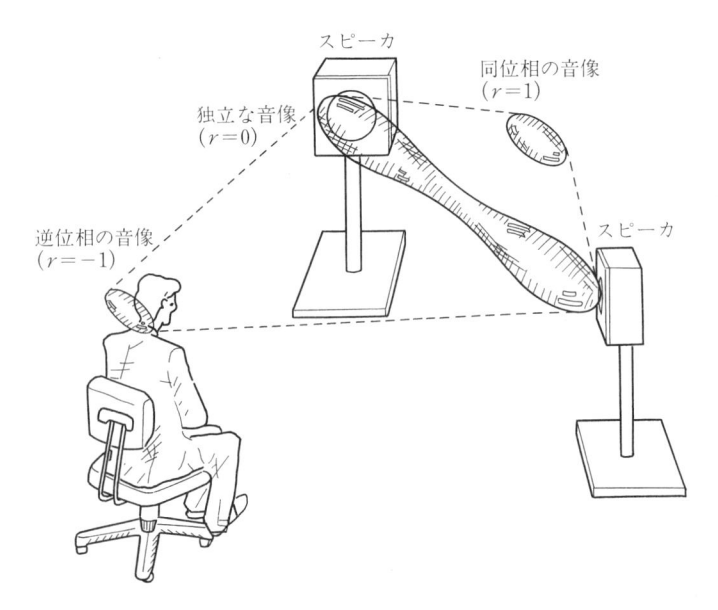

図 5・51 左右スピーカからの音響出力間の相関係数による音像の感じ方[157]

によって生じるマスキング量の変化を **MLD**（masking level difference）あるいは **BMLD**（binaural masking level difference）という．MLD は信号音と騒音がともに単耳のみに加わったときのマスキング量を基準として，さまざまな強さあるいは位相条件の場合についてのマスキング量の数値を dB で表現したものである．

これまでに行われたヘッドフォン聴取による実験結果を要約すると図 5・52 のようになる[158]．図において，S は信号音，N は騒音，添字の m は単耳，o は左右耳同位相，π は左右耳逆位相であることをそれぞれ示している．ここで注目すべきことは，(b)条件から片耳の信号音を除去すると，(c)条件に示すように聴取者に与えられる信号音のパワーは半分になるにもかかわらず，信号は聴きとりやすくなるのである（最小可聴値の上昇が 9 dB）．この現象は次のように説明される．

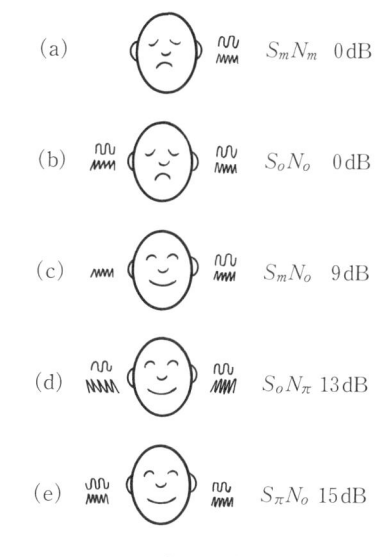

(a) $S_m N_m$ 0 dB

(b) $S_o N_o$ 0 dB

(c) $S_m N_o$ 9 dB

(d) $S_o N_\pi$ 13 dB

(e) $S_\pi N_o$ 15 dB

図 5・52　さまざまな条件における MLD[158]

すなわち，(b)の場合には，信号音も騒音も頭の中のほぼ中央に音像ができる．しかし(c)の場合には，信号音の音像は頭内の左耳の近くにできるため，騒音の音像の場所と異なるのでマスキング量が減少し，信号音の知覚が容易になるというわけである．また信号音あるいは騒音が左右耳で逆位相の場合は，

13〜15 dB もマスキング量を減らすことができる．しかし一般に聴神経は音刺激の周波数が高くなるにしたがって音響波形に同期してパルスを発生することが困難になるので，信号音の周波数が高くなっていくと MLD も減少し，5 kHz 以上ではほとんど 0 になる．

パーティー会場などで周囲の騒音レベルが高い場合にも，話し相手の声などを聴きとることのできる効果を**カクテルパーティー効果**（cocktail party effect）とよんでいる．カクテルパーティー効果を顕著にするためには，相手の話声が一方向から聞こえるような体勢にすると，より聞きやすくなるであろう．

［大串健吾］

参 考 文 献

1. H. K. Hartline, F. Ratliff: "Inhibitory interaction of receptor units in the eye of Limulus", *J. Gen. Physiol.*, **40**, pp. 357–376, 1957.
2. 河村　悟："脊椎動物視細胞内 cGMP の濃度調節と適応", 蛋白質核酸酵素, **34**[5]（臨時増刊号）「視覚の分子メカニズム」pp. 557–565, 共立出版, 1989.
3. H. J. A. Dartnall, J. K. Bowmaker, J. D. Mollon: "Human visual pigments: microspectrophotometric results from the eyes of seven persons", *Proc. R. Soc. Lond. B* **220**, pp. 115–130, 1983.
4. "Brightness, adaptation and contrast", in: *Vision*, (ed.) C. Blakemore, pp. 159–194, Cambridge, 1990.
5. E. N. Pugh, Jr, S. Nikonov, T. D. Lamb: "Molecular mechanisms of vertebrate photoreceptor light adaptation", *Current Opinion in Neurobiology*, **9**[4], pp. 410–418, 1999.
6. 斉藤建彦："網膜における二次ニューロンの情報処理の概説" 蛋白質核酸酵素, **34**[5]（臨時増刊号）「視覚の分子メカニズム」pp. 631–641, 共立出版, 1989.
7. 安田　稔："網膜モデルにおける時間特性の導入方法についての考察" 医用電子と生体工学, **11**[4], pp. 249–257, 1973.
8. H. Saito, Y. Fukada: "Gain control mechanisms in X- and Y-type retinal ganglion cells of the cat", *Vision Res.*, **26**[3], pp. 391–408, 1986.
9. C. Enroth-Cugell, J. G. Robson: "The contrast sensitivity of retinal ganglion cells of the cat", *J. Physiol.*, **187**, pp. 517–552, 1966.
10. H. Saito, T. Shimahara, Y. Fukada: "Four types of responses to light and dark spot stimuli in the cat optic nerve", *Tohoku J. exp. Med.*, **102**[2], pp. 127–133, 1970.
11. H. Saito, T. Shimahara, Y. Fukada: "Phasic and tonic responses in the cat optic nerve fibers—Stimulus-response relations", *Tohoku J. exp. Med.*, **104**[4], pp. 313–323, 1971.

12. D. Marr, E. Hildreth: "Theory of edge detection", *Proc. R. Soc. Lond. B*, **207**, pp. 187–217, 1980.
13. D. Marr: Vision: *A Computational Investigation into the Human Representation and Processing of Visual Information*. Freeman & Company, San Francisco, 1982. 乾敏郎, 安藤広志 訳：ビジョン ── 視覚の計算理論と脳内表現, 産業図書, 1987.
14. 安田 稔："視覚情報の時間的処理を行う網膜受容野のモデル", 電子通信学会論文誌, **58–D**[4], pp. 192–199, 1975.
15. H. Saito: "Morphology of physiologically identified X-, Y-, and W-type retinal ganglion cells of the cat", *J. Comp. Neurol.*, **221**, pp. 279–288, 1983.
16. Y. Fukada: "Receptive field organization of cat optic nerve fibers with special reference to conduction velocity", *Vision Res.* **11**, pp. 209–226, 1971.
17. A. Hughes: "Population magnitudes and distribution of the major modal classes of cat retinal ganglion cells as estimated from HRP filling and a systematic survey of the soma diameter spectra for classical neurones", *J. Comp. Neurol.*, **197**[2], pp. 303–339, 1980.
18. V. H. Perry, R. Oehler, A. Cowey: "Retinal ganglion cells that project to the dorsal lateral geniculate nucleus in the macaque monkey", *Neurosci.* **12**[4], pp. 1101–1123, 1984.
19. Y. Fukuda, J. Stone: "Retinal distribution and central projections of Y-, X-, and W-cells of the cat's retina", *J. Neurophysiol.*, **37**, pp. 749–772, 1974.
20. F. M. De Monasterio, P. Gouras: "Functional properties of ganglion cells of the rhesus monkey retina", *J. Physiol.*, **251**, pp. 167–195, 1975.
21. D. J. Felleman, D. C. Van Essen: "Distributed hierarchical processing in the primate cerebral cortex", *Cortex*, **1**, pp. 1–47, 1991.
22. M. S. Livingstone, D. H. Hubel: "Psychophysical evidence for separate channels for the perception of form, color, movement, and depth", *J. Neurosci.*, **7**, pp. 3416–3468, 1987.
23. D. H. Hubel, T. N. Wiesel: "Receptive fields, binocular interaction and functional architecture in the cat's visual cortex", *J. Physiol.*, **160**, pp. 106–154, 1962.
24. G. F. Poggio, W. H. Talbot: "Mechanisms of static and dynamic stereopsis in foveal cortex of the rhesus monkey", *J. Physiol.*, **315**, pp. 469–492, 1981.

25. D. Ferster: "A comparison of binocular depth mechanisms in area 17 and 18 of the cat visual cortex" *J. Physiol.*, **311**, pp. 623–655, 1981.
26. T. N. Wiesel, D. H. Hubel: "Spatial and chromatic interactions in the lateral geniculate body of the rhesus monkey", *J. Neurophysiol.*, **29**[6], pp. 1115–1156, 1966.
27. D. Y. Ts'o, C. D. Gilbert: "The organization of chromatic and spatial interactions in the primate striate cortex", *J. Neurosci.*, **8**[5], pp. 1712–1727, 1988.
28. M. S. Livingstone, D. H. Hubel: "Anatomy and physiology of a color system in the primate visual cortex", *J. Neurosci.*, **4**[1], pp. 309–356, 1984.
29. C. R. Michael: "Color vision mechanisms in monkey striate cortex: Dual-opponent cells with concentric receptive fields", *J. Neurophysiol.*, **41**[3], pp. 572–588, 1978.
30. C. R. Michael: "Color vision mechanisms in monkey striate cortex: Simple cells with dual opponent-color receptive fields", *J. Neurophysiol.*, **41**[5], pp. 1233–1249, 1978.
31. C. R. Michael: "Color-sensitive complex cells in monkey striate cortex", *J. Neurophysiol.*, **41**[5], pp. 1250–1266, 1978.
32. K. Obermayer, G. G. Blasdel: "Geometry of orientation and ocular dominance columns in monkey striate cortex", *J. Neurosci.*, **13**[10], pp. 4114–4129, 1993.
33. R. L. De Valois, K. K. De Valois: "Spatial vision", *Ann. Rev. Psychol.* **31**, pp. 309–341, 1980.
34. S. R. Lehky, T. J. Sejnowski: "Neural network model for the cortical representation of surface curvature from images of shaded surfaces", in: *Sensory Processing*, (eds.) J. S. Lund, Oxford University Press, 1988.
35. C. Blakemore, G. F. Cooper: "Development of the brain depends on the visual environment", *Nature* **228**, pp.477–478, 1970.
36. C. Blakemore, R. C. Van Sluyters: "Innate and environmental factors in the development of the kitten's visual cortex", *J. Physiol.*, **248**[3], pp. 663–716, 1975.
37. M. Cynader, N. Berman, A. Hein: "Cats raised in a one directional world: Effects on receptive fields in visual cortex and superior colliculus", *Exp. Brain Res.*, **22**, pp. 267–280, 1975.

38. 津本忠治：脳と発達, pp. 115-167, 朝倉書店, 1986.
39. Y. Sugita: "Global plasticity in adult visual cortex following reversal of visual input", *Nature*, **380**, pp. 523-528, 1996.
40. S. Zeki: "Colour coding in the cerebral cortex: The reaction of cells in monkey visual cortex to wavelength and colours", *Neurosci.*, **9**, pp. 741-765, 1983.
41. 岩井栄一：脳　学習・記憶のメカニズム, 朝倉書店, 1984.
42. G. C. Baylis, E. T. Rolls, C. M. Leonard: "Selectivity between faces in the responses of a population of neurons in the cortex in the superior temporal sulcus of the monkey", *Brain Res.*, **342**[1], pp. 91-102, 1985.
43. M. P. Young, S. Yamane: "Sparse population coding of faces in the inferotemporal cortex", *Science*, **256**, pp. 1327-1331, 1992.
44. K. Tanaka, H. Saito, Y. Fukada, M. Moriya: "Coding visual images of objects in the inferotemporal cortex of the macaque monkey", *J. Neurophysiol.*, **66**[1], pp. 170-189, 1991.
45. 田中啓治："側頭葉のコラム構造——図形アルファベット？　それとも差分増幅器のセット？" 科学, **63**[8], pp. 510-516, 1993.
46. E. Iwai, M. Mishkin: "Extrastriate visual focus in monkeys: Two visual foci in the temporal lobe in monkeys", in: *Neurophysiological basis of learning and behavior*, (eds.) N. Yoshii, N. A. Buchwald, pp. 23-33, Osaka University Press, Osaka, 1968.
47. H. Komatsu, Y. Ideura, S. Kaji, S. Yamane: "Color selectivity of neurons in the inferior temporal cortex of the awake macaque monkey", *J. Neurosci.*, **12**[2], pp. 408-424, 1992.
48. A. Hanazawa, H. Komatsu, I. Murakami: "Color selectivity of cells in the visual cortex", *European J. Neurosci.*, **12**, pp. 1753-1763, 2000.
49. H. Komatsu, Y. Ideura: "Relationships between color, shape, and pattern selectivities of neurons in the inferior temporal cortex of the monkey", *J. Neurophysiol.*, **70**[2], pp. 677-694, 1993.
50. D. C. Van Essen, J. H. R. Maunsell, J. L. Bixby: "The middle temporal visual area in the macaque: myeloarchitecture, connections, functional properties and topographic organization", *J. Comp. Neurol.*, **199**[3], pp. 293-326, 1981.
51. S. M. Zeki: "Uniformity and diversity of structure and function in rhesus

monkey prestriate visual cortex", *J. Physiol.*, **277**, pp. 273–290, 1978.
52. J. H. R. Maunsell, D. C. Van Essen: "Functional properties of neurons in middle temporal visual area of the macaque monkey. I. Selectivity for stimulus direction, speed, and orientation", *J. Neurophysiol.*, **49**[5], pp. 1127–1147, 1983.
53. T. D. Albright, R. Desimone, C. G. Gross: "Columnar organization of directionally selective cells in visual area MT of the macaque", *J. Neurophysiol.*, **51**, pp. 16–31, 1984.
54. K. Tanaka, K. Hikosaka, H. Saito, M. Yukie, Y. Fukada, E. Iwai: "Analysis of local and wide-field movements in the superior temporal visual areas of the macaque monkey", *J. Neurosci.*, **6**[1], pp. 134–144, 1986.
55. J. A. Movshon, E. H. Adelson, M. S. Gizzi, W. T. Newsome: "The analysis of moving visual patterns", in: *Pattern Recognition Mechanisms*, (eds.) C. Chagas, R. Gattas, C. Gross, pp. 117–151, Springer, New York, 1985.
56. S. Kawakami, H. Okamoto: "A cell model for the detection of local image motion on the magnocellular pathway of the visual cortex", *Vision Res.*, **36**, pp. 117–147, 1996.
57. H. Okamoto, S. Kawakami, H. Saito, E. Hida, K. Odajima, D. Tamanoi, H. Ohno: "MT neurons in the macaque exhibited two types of bimodal direction tuning as predicted by a model for visual motion detection", *Vision Res.*, **39**, pp. 3465–3479, 1999.
58. H. Saito, M. Yukie, K. Tanaka, K. Hikosaka, Y. Fukada, E. Iwai: "Integration of direction signals of image motion in the superior temporal sulcus of the macaque monkey", *J. Neurosci.*, **6**[1], pp. 145–157, 1986.
59. H. Komatsu, R. H. Wurtz: "Relation of cortical areas MT and MST to pursuit eye movements. I. Localization and visual properties of neurons", *J. Neurophysiol.*, **60**[2], pp. 580–603, 1988.
60. K. Tanaka, Y. Sugita, M. Moriya, H. Saito: "Analysisi of object motion in the ventral part of the medial superior temporal area of the macaque visual cortex", *J. Neurophysiol.*, **69**[1], pp. 128–142, 1993.
61. K. Fukushima: "A feature extractor for curvilinear patterns: A design suggested by the mammalian visual system", *Kybernetik*, **7**[4], pp. 153–160, 1970.
62. 福島邦彦:"図形パターンの特徴抽出回路 — 視覚神経系を参考にした設計—",

NHK 技術研究, **23**[5], pp. 351–367, 1971.

63. 福島邦彦:視覚の生理とバイオニクス, 電子通信学会, 1976.

64. E. M. Lowry, J. J. DePalma: "Sine-wave response of the visual system. I. The Mach phenomenon", *J. Optical Society of America*, **51**[7], pp. 740–746, 1961.

65. D. H. Hubel, T. N. Wiesel: "Receptive fields, binocular interaction and functional architecture in the cat's visual cortex", *J. Physiology (Lond.)*, **160**[1], pp. 106–154, 1962.

66. D. H. Hubel, T. N. Wiesel: "Receptive fields and functional architecture in two nonstriate visual areas (18 and 19) of the cat", *J. Neurophysiology*, **28**[2], pp. 229–289, 1965.

67. F. Rosenblatt: *Principles of Neurodynamics*, Spartan Books, Washington, D.C., 1962.

68. D. E. Rumelhart, G. E. Hinton, R. J. Williams: "Learning internal representations by error propagation", in: *Parallel Distributed Processing*, (eds.) D. E. Rumelhart, J. L. McClelland, PDP Research Group, Vol. 1, pp. 318–362, A Bradford Book, MIT Press, Cambridge, MA, 1986.

69. 福島邦彦:"位置ずれに影響されないパターン認識機構の神経回路のモデル —ネオコグニトロン —", 電子通信学会論文誌 A, **J62-A**[10], pp. 658–665, 1979.

70. K. Fukushima: "Neocognitron: A self-organizing neural network model for a mechanism of pattern recognition unaffected by shift in position", *Biological Cybernetics*, **36**[4], pp. 193–202, 1980.

71. K. Fukushima: "Neocognitron: a hierarchical neural network capable of visual pattern recognition", *Neural Networks*, **1**[2], pp. 119–130, 1988.

72. K. Fukushima: "A neural network for visual pattern recognition", *IEEE Computer*, **21**[3], pp. 65–75, 1988.

73. K. Fukushima: "Analysis of the process of visual pattern recognition by the neocognitron", *Neural Networks*, **2**[6], pp. 413–420, 1989.

74. K. Fukushima, S. Miyake: "Neocognitron: A new algorithm for pattern recognition tolerant of deformations and shifts in position", *Pattern Recognition*, **15**[6], pp. 455–469, 1982.

75. J. Moran, R. Desimone: "Selective attention gates visual processing in the extrastriate cortex", *Science*, **229**[4715], pp. 782–784, 1985.

76. B. C. Motter: "Neural correlates of feature selective memory and pop-out

in extrastriate area V4", *J. Neuroscience*, **14**[4], pp. 2190–2199, 1994.
77. K. Fukushima: "Neural network model for selective attention in visual pattern recognition and associative recall", *Applied Optics*, **26**[23], pp. 4985–4992, 1987.
78. G. A. Carpenter, S. Grossberg: "ART 2: self-organization of stable category recognition codes for analog input patterns", *Applied Optics*, **26**[23], pp. 4919–4930, 1987.
79. K. Fukushima, T. Imagawa: "Recognition and segmentation of connected characters with selective attention", *Neural Networks*, **6**[1], pp. 33–41, 1993.
80. 橋本英樹, 福島邦彦:"選択的注意機構による顔の部分パターンの認識と切出し", 電子情報通信学会論文誌 D-II, **J80-D-II**[8], pp. 2194–2202, 1997.
81. C. M. Gray, P. König, A. K. Engel, W. Singer: "Oscillatory responses in cat visual cortex exhibit inter-columnar synchronization which reflects global stimulus properties", *Nature*, **338**[6213], pp. 334–337, 1989.
82. G. Tononi, O. Sporns, G. M. Edelman: "Reentry and the problem of integrating multiple cortical areas: simulation of dynamic integration in the visual system", *Cerebral Cortex*, **2**, pp. 310–335, 1992.
83. A. Treisman: "Features and Objects: The fourteenth Bartlett memorial lecture", *Quarterly J. of Experimental Psychology*, **40A**[2], pp. 201–237, 1988.
84. F. Crick: "Function of the thalamic reticular complex: the searchlight hypothesis", *Proc. Natl. Acad. Science USA*, **81**, pp. 4586–4590, 1984.
85. C. Koch, S. Ullman: "Shifts in selective visual attention: towards the underlying neural circuitry", *Human Neurobiology*, **4**, pp. 219–227, 1985.
86. M. Kikuchi, K. Fukushima: "Neural network model of the visual system: Binding form and motion", *Neural Networks*, **9**[8], pp. 1417–1427, 1996.
87. S. Zeki, S. Shipp: "The functional logic of cortical connections", *Nature*, **335**[6188], pp. 311–317, 1988.
88. S. Zeki: "Visual image in mind and brain", *Scientific American*, **267**[3], pp. 43–50, 1992.
89. 渡部 叡:"周辺視の働き", NHK 技研月報, **15**[10], pp. 401–408, 1972.
90. 渡部 叡, 樋渡涓二, 畠中伸典, 田中聡行:"画像と注視点の分布", NHK 技術研究, **17**[1], pp. 4–20, 1965.
91. R. B. H. Tootell, M. S. Silverman, E. Switkes, R. L. De Valois: "Deoxyglu-

cose analysis of retinotopic organization in primate striate cortex", *Science*, **218**, pp. 902–904, 1982.

92. 青西 亨, 福島邦彦: "網膜と皮質の不均一性を考慮した注視点移動モデル", 電子情報通信学会論文誌 D-II, **J78-D-II**[9], pp. 1363–1371, 1995.

93. E. A. G. Shaw: "The external ear", in: *Handbook of Sensory Phsiology*, (eds.) W. D. Keidel and W. D. Neff, **5**[1], Springer-Verlag Berlin, pp. 455–490, 1974.

94. H. Davis, Associates: "Acoustic trauma in the Guinea Pig", *J. Acoust. Soc. Am.*, **25**[6], pp. 1180–1189, 1953.

95. G. von Bekesy: *Experiments in Hearing*, McGraw-Hill, 1960.

96. B. M. Johnstone, K. J. Taylor, A. J. Boyle: "Mechanics of the Guinea Pig cochlea", *J. Acoust. Soc. Am.*, **47**, pp. 504–509, 1970.

97. W. S. Rhode: "Observation of the vibration of the basilar membrane in squirrel monkeys using the Mossbauer technique", *J. Acoust. Soc. Am.*, **49**[2] Part2, pp. 1218–1231, 1971.

98. B. M. Johnstone, R. Patuzzi, G. K. Yate: "Basilar membrane measurements and the travelling wave", *Hearing Research*, **22**, pp. 147–153, 1986.

99. P. M. Sellick, R. Patuzzi, B. M. Johnstone: "Measurement of basilar membrane motion in the gunea pig using the Mosbauer technique", *J. Acoust. Soc. Am.*, **72**[1], pp. 131–141, 1982.

100. A. R. Palmer, I. J. Russel: "Phase-locking in the cochlear nerve of the guinea-pig and its relation to the receptor potential of inner hair-cells", *Hearing Reserach*, **24**, pp. 1–15, 1986.

101. A. R. Cody, I. J. Russel: "The responses of hair cells in the basal turn of the guinea pig cochlea to tones", *J. Physiol.*, **383**, pp. 551–569, 1987.

102. R. M. Arthur, R. R. Pfeiffer, N. Suga: "Properties of "two-tone inhibition" in primary auditory neurones", *J.Physioiol.*, **212**, pp.593–609, 1971.

103. J. E. Rose, J. F. Brugge, D. J. Anderson, J. E. Hind: "Patterns of activity in single auditory nerve fibers of the squirrel monkey", in: *Hearing Mechanisms in Vertebrates*, (eds.) A. V. S. de Reuck, J. Knight, pp. 144–168, Churcill London, 1968.

104. N. B. Cant, K. C. Gaston: "Pathways connecting the right and left cochlear nuclei", *J. Comp. Neurol.*, **212**, pp. 313–326, 1982.

105. R. R. Pfeiffer: "Classification of response patterns of spike discharges for

units in the cochlear nucleus: tone burst stimulation", *Exp. Brain Res.*, **1**, pp. 220–235, 1966.
106. C. Tsuchitani, J. C. Boudreau: "Single unit analysis of cat superior olive S-segment with tonal stimuli", *J. Neurophysiol.*, **29**, pp. 684–697, 1966.
107. E. F. Evans: "Upper and lower levels of the auditory system: A contrast of structure and function", in: *Proc.School on Neural Networks*, Springer-Verlag Berlin, pp. 24–33, 1967.
108. 境　久雄："基底膜の回路モデルとその応用"，日本音響学会講演論文集，pp. 39–40，1965-10.
109. J. L. Flanagan: "Models for approximating basilar membrane displacement", *Bell Syst. tech. J.*, **39**, pp. 1163–1191, 1960.
110. 大野克郎，朱雀保正："聴覚第1次ニューロンの発火にみられる自動利得調節のモデル"，電子通信学会論文誌，**58-D**[6]，pp. 352–359，1975.
111. R. Meddis: "Simulation of mechanical to neural transduction in the auditory receptor", *J. Acoust. Soc. Am.*, **79**[3], pp. 702–711, 1986.
112. K. Maki, M. Akagi: "A fuctional model of the auditory peripheral system", *Proc. International Symposium on Simulation and Auralization for Acoustic Research and Education*, pp. 703–710, 1997.
113. 大串健吾："聴覚系の情報処理機構のモデル"，電子通信学会論文誌，**54-C**[4]，pp. 332–339，1971.
114. 伊藤崇之，福島邦彦："聴覚系の特徴抽出機構の神経回路モデル"，電子情報通信学会論文誌，**J70-D**[2]，pp. 451–462，1987.
115. ISO/226 Second edition: Acoustics-Normal equal-loudness-level contours, 2003-08-15.
116. H. L. F. Helmholtz: *On the Sansation of Tone*, Dover Publications, New York, 1954.
117. R. J. Ritsma, B. L. Cardozo: "The perception of pitch", *Philips technical review*, **25**, pp. 37–43, 1963/64.
118. J. F. Schouten, R. J. Ritsma, B. L. Cardozo: "Pitch of the residue", *J. Acoust. Soc. Am.*, **34**[8] Part2, pp. 1418–1424, 1962.
119. S. S. Stevens, J. Volkmann: "The relation of pitch and frequency: A revised scale", *Am. J. Psychol.*, **53**, 329–353, 1940.
120. A. Bachem: "Chroma fixation at the ends of the musical frequency scale", *J. Acoust. Soc. Am.*, **20**[5], pp. 704–705, 1948.

121. 羽藤 律, 大串健吾：“高い音域における音楽的ピッチの知覚”, 日本音響学会誌, **47**[2], pp. 92–85, 1991.
122. K. Ohgushi, T. Hatoh: "The musical pitch of high frequency tones", in: *Auditory Physiology and Perception*, (eds.) Y. Cazals, L. Demany, K. Horner, Oxford: Pergamon Press, 1992.
123. K. Ohgushi: "The origin of tonality and a possible explanation of octave enlargement phenomenon", *J. Acoust. Soc. Am.*, **73**[5], pp. 1694–1700, 1983.
124. R. N. Shepard: "Circularity in judgments of relative pitch", *J. Acoust. Soc. Am.*, **36**[12], pp. 2346–2353, 1964.
125. W. D. Ward: "Subjective musical pitch", *J. Acoust. Soc. Am.*, **26**[3], pp. 369–380, 1954.
126. F. Fransson, J. Sundberg, P, Tjernlund: "The scale in played music", *Swed. J. Musicol.*, **56**, pp. 49–54, 1974.
127. D. W. Martin, W. D. Ward: "Subjective evaluation of musical scale temperament in pianos", *J. Acoust. Soc. Am.*, **33**, pp. 582–585, 1961.
128. O. H. Schuck, R. W. Young: "Observations on the vibrations of piano strings", *J. Acoust. Soc. Am.*, **15**, pp. 1–11, 1943.
129. K. Ohgushi: "On the role of spatial and temporal cues in the perception of the pitch of complex tones", *J. Acoust. Soc. Am.*, **64**[3], pp. 764–771, 1978.
130. W. Hartmann: "On the origin of the enlargedmelodic octave", *J. Acoust. Soc. Am.*, **93**[6], pp. 3400–3409, 1993.
131. M. F. McKinney, B. Delgutte: "A possible neurophysiological basis of the octave enlargement effect", *J. Acoust. Soc. Am.*, **106**[5], pp. 2679–2692, 1999.
132. R. Plomp, W. J. M. Levelt: "Tonal consonance and critical bandwidth", *J. Acoust. Soc. Am.*, **38**, pp. 548–560, 1965.
133. A. Kameoka, M. Kuriyagawa: "Consonance theory part I: Consonance of dyads", *J. Acoust. Soc. Am.*, **45**[6], pp.1451–1459, 1969.
134. A. Kameoka, M. Kuriyagawa: "Consonance theory part II: Consonance of complex tones and its calculation method", *J. Acoust. Soc. Am.*, **45**[6], pp. 1460–1469, 1969.
135. 大串健吾：“音の協和性について”, NHK技研月報, **20**[7], pp. 280–285, 1977.

136. G. von Bismarck: "Timbre of steady sound: A factorial investigation of its verbal attributes", Acustica, **30**, pp. 146–159, 1974.
137. G. von Bismarck: "Sharpness as an attribute of the timbre of steady sounds", Acustica, **30**, pp. 159–172, 1974.
138. M. Guiaro, S. S. Stevens: "Measurement of auditory density", **36**[6], pp. 1176–1182, 1964.
139. J. P. Egan, H. W. Hake: "On the masking pattern of a simple auditory stimulus", J. Acoust. Soc. Am., **22**[5], pp. 622–630, 1950.
140. L. L. Elliot: "Backward masking: monotic and dichotic conditions", J. Acoust. Soc. Am., **34**[8], pp. 1108–1115, 1962.
141. T. Watanabe, Z. Shimada: "Auditory temporal masking: an electrophysiological study of single neurons in the cat's cochlear nucleus and inferior colliculus", Jap. J. Physiol., **21**, pp. 168–179, 1973.
142. J. J. Zwislocki, E. Buining, J. Glantz: "Frequency distribution of central masking", J. Acoust. Soc. Am., **43**[6], pp. 1267–1271, 1968.
143. H. Fletcher: "Auditory patterns", Reviews of Modern Physics, **12**, pp. 47–65, 1940.
144. B. Sharf: "Loudness of complex sounds as a function of the number of components", J. Acoust. Soc. Am., **31**[6], pp. 783–785, 1959.
145. E. Zwicker, G. Flottorp, S. S. Stevens: "Critical bandwidth in loudness summation", J. Acoust. Soc. Am., **29**, pp. 548–557, 1957.
146. B. C. J. Moore: *An Introduction to the Psychology of Hearing*, 3rd edition, Academic Press, 1989. 和訳 大串健吾(監訳):"聴覚心理学概論", 誠信書房, 1994.
147. B. C. J. Moore, B. R. Glassberg: "Suggested fomulae for calculating auditory-filter bandwiths and excitation patterns", J. Acoust. Soc. Am., **74**, pp. 750–753, 1983.
148. A. W. Mills: "On the minimum audible angle", J. Acoust. Soc. Am., **30**[4], pp. 237–246, 1958.
149. G. G. Harris: "Binaural interactions of impulsive stimuli and pure tones", J. Acoust. Soc. Am., **32**[6], pp.685–692, 1960.
150. S. S. Stevens, E. B. Newman: "The localization of actual sources of sound", Am. J. Psychol., **48**, pp. 297–306, 1936.
151. 中林克巳:"水平面内における方向定位", 日本音響学会誌, **30**[3], pp. 151–160,

1974.

152. S. K. Roffler, R. A. Butler: "Factors that influence the localization of sound in the vertical plane", *J. Acoust. Soc. Am.*, **43**[6], pp. 1255–1259, 1968.
153. イェンス・ブラウエルト，森本政之，後藤敏幸：“空間音響”，鹿島出版会，p.92，1986.
154. M. B. Gardner, R. S. Gardner: "Problem of localization in the medium plane; Effect of pinnal cavity occlusion", *J. Acoust. Soc. Am.*, **53**[2], pp. 400–408, 1973.
155. S. Mehrgardt, V. Mellert: "Transformation characteristics of the external human ear", *J. Acoust. Soc. Am.*, **61**[6], pp. 1567–1576, 1976.
156. K. Kurozumi and K. Ohgushi: "The relationship between the cross-correlation coefficeinet of two-channel acoustic signals and sound image quality," *J. Acoust. Soc. Am.*, **74**[6], pp. 1726–1733, 1983.
157. 黒住幸一：“音の広がり感と距離感”，NHK技研月報，26, pp. 169–174, 1983.
158. S. A. Gelfand: "Hearing", Marcel Dekker, Inc., p. 442, 1990.

全般的な参考書

159. 福島邦彦：神経回路と情報処理，朝倉書店．1989．
160. 甘利俊一，外山敬介編集：脳科学大事典，朝倉書店．2000．

さくいん

あ 行

青錐状体　17
赤錐状体　17
アナログしきい素子　7
あぶみ骨　103
アマクリン細胞　15, 21
誤り訂正学習法　75
暗順応　18
暗所視　17
閾値　6
位相　99
位相固定　113
1次神経型応答　116
色感覚　27
色の恒常性　45
ウェーバの法則　124
運動方向選択性　52
応答野　111
オクターブ伸張現象　135
音の大きさ　125
音の大きさの等感曲線　125
音の大きさのレベル　125
音の高さ　99, 125, 127
音の強さ　98
音の強さのレベル　101
オフ型　21
オフ中心型　23
オフ中心型受容野　65
折り返しヒストグラム　113

音圧　100
音圧レベル　101
オン型　21
オンセット型応答　116
音像　155
オン中心型　23
オン中心型受容野　64, 69
音名　133

か 行

開口色　30
外耳　102
外耳道　102
階層仮説　69
階層構造　69
階層的統合仮説　38
外側膝状体　34
蓋膜　107
外有毛細胞　104
下丘　118
蝸牛　104
蝸牛管　104
蝸牛神経核　115
蝸牛窓　104
蝸牛頂　104
カクテルパーティー効果　158
角膜　14
感覚レベル　101
眼球運動　94
眼球光学系　14

感受期　44
杆状体　15, 17
杆状体双極細胞　21
緩電位　22
基底膜　104
きぬた骨　103
基本周波数　99
逆向性マスキング　146
競合学習　84
教師あり学習　83
教師なし学習　83
協和性　138
協和性理論　138
虚音像　155
空間コントラスト　19
空間周波数　66
空間認知　34, 35
空間フィルタ　66
継時マスキング　144, 146
結合係数　7
虹彩　14
高調波　99
興奮性細胞　6
興奮性シナプス　6, 21
鼓室階　104
鼓膜　102, 103
コラム　42
コラム構造　42
混色　27
コントラスト　12, 66
コンポーネント細胞　57

さ 行

サイクリックGMP　16
最小可聴値　101
最小弁別角度　152
彩度　30
細胞　1

細胞体　4
細胞面　71
最良周波数　111
サッケード　94
三半規官　104
耳介　102
視覚認知　33
視覚野　69
時間説　130
時間−強さの交換作用比　153
時間的変化　19
時間と強さの交換作用　153
しきい値　6, 111
色相　30
色度図　29
軸索　4
視細胞　15, 16, 21, 64, 69
耳小骨　103
視神経交叉部　34
視神経線維　15, 22
実音像　155
シナプス　5
自発性放電　111
シャープネス　138
視野再現　34
視野上の位置情報　19
周期　99
収束定理　76
周波数　98
周波数下降型　119
周波数局在性　115
周波数上昇型　119
周辺機構　23
周辺抑制　55
樹状突起　4, 23
受容野　23
純音　99
順向性マスキング　146
上丘　96

さくいん

小細胞層　36
硝子体　14
上側頭溝皮質　46
神経回路　1
神経回路モデル　2
神経細胞　1
神経細胞のモデル　6
神経生理学　1
神経節細胞　15, 21, 64
神経線維　4
信号音　144
進行波　105
振幅　99
振幅変調音　130
心理学　2
心理的オクターブ　135
随従運動　94
水晶体　15
錐状体　15, 17
錐状体双極細胞　21
水平細胞　15, 21
スペクトル　99
正弦波　98
セグメンテーション　88
線形領域　41
潜時　147
選択的注意　86
選択的注意のモデル　86
前庭　104
前庭階　104
前庭窓　103
双極細胞　15, 21
側抑制　12

た 行

第一次視覚野　34
大細胞層　36
対象認知　34, 35
大脳皮質聴覚野　118
多層回路　69
脱抑制　11
単純型細胞　37, 69
知覚色　27
チャネル仮説　42
中間視　17
中耳　103
中心窩　94
中心機構　23
中枢性マスキング　148
聴覚フィルタ　150
聴神経　110
聴神経線維　110
調波構造複合音　99
超複雑型細胞　71
跳躍性運動　94
チョッパ型応答　116
つち骨　103
デシベル　101
点広がり関数　66
等価矩形帯域幅　151
同時マスキング　144
等色　27
同調曲線　106, 111
特異点　42
特徴周波数　107, 111
特徴抽出仮説　42
トーンクロマ　127
トーンハイト　127

な 行

内耳　104
内側膝状体　118
内有毛細胞　104
中休み型応答　116
二重反対色細胞　40
認識細胞　73
認識細胞仮説　46
認識細胞説　73

音色　125
ネオコグニトロン　79
脳梁　34

は行

パーセプトロン　74
場所説　129
パターン細胞　57
発火　5
バックプロパゲーション　77
パルス間隔ヒストグラム　112
反対色説　31
微細構造説　132
ピッチ　127
表色　27
表面色　30
複合音　99
複雑型細胞　37, 71
部分音　99
プローブ音　111
分散表現仮説　46
分布説　73
平均律　135
弁別　124
弁別閾　124
弁別限　124
方位選択性　37
妨害音　144

ま行

マスカー　144
マスキング　144
マッハバンド　67
窓問題　56
マンセル表色系　30
緑錐状体　17
無限音階　135
無指向型　119
結びつけ問題　90

明順応　18
明所視　17
明度　30
明度係数　28
メル　132
網膜　14
網膜神経節細胞　69
漏れのある積分回路　9

や行

有毛細胞　104
抑圧野　112
抑制性細胞　6
抑制性シナプス　6

ら行

ライスナー膜　104
ラフネス　139
両耳マスキング　148
臨界期　44
臨界帯域幅　149
レジデューピッチ　130
連想出力　88
論理関数　11
論理積　11
論理和　12

～～～～～～～～～～

2値のしきい素子　8
3刺激値　27
3色説　27, 31
7a野　35
AIT野　35, 45
ART　86
BMLD　157
CIE　27
COブロブ　42
end-stopped型細胞　38

ERB　151
IT 野　45
JND　124
MAF　126
missing fundamental　130
MLD　157
MST 野　35, 60
MT 野　35, 52
PIT 野　35, 46
PST ヒストグラム　116
RGB 表色系　28

sigmoid 関数　8
V1 野　35
V2 野　35
V4 野　35, 45
visual flow　59
Weber の法則　18
winner-take-all　84
xy 色度図　29
XYZ 表色系　28
X 細胞　24
Y 細胞　24

著者略歴

福島　邦彦（ふくしま・くにひこ）
　1958 年　京都大学工学部電子工学科卒業
　1958 年　日本放送協会（NHK）入局
　1959 年　技術研究所テレビ研究部
　1965 年　放送科学基礎研究所視聴科学研究室
　1984 年　放送技術研究所視覚情報研究部
　1989 年　大阪大学教授（基礎工学部生物工学科）
　1999 年　電気通信大学教授（電気通信学部情報通信工学科）
　2001 年　東京工科大学教授
　2006〜2010 年　関西大学客員教授
　2006 年　一般財団法人ファジィシステム研究所特別研究員　現在に至る
　　　　　工学博士

大串　健吾（おおぐし・けんご）
　1961 年　京都大学工学部電気工学科卒業
　1961 年　日本放送協会（NHK）入局
　1961 年　松山中央放送局
　1965 年　放送科学基礎研究所視聴科学研究室
　1984 年　放送技術研究所音響聴覚研究部
　1988 年　京都市立芸術大学教授（音楽学部）
　2004 年　京都市立芸術大学名誉教授　現在に至る
　　　　　工学博士

斎藤　秀昭（さいとう・ひであき）
　1962 年　東北大学工学部通信工学科卒業
　1962 年　日本放送協会（NHK）入局
　1962 年　山形放送局技術部
　1965 年　放送科学基礎研究所視聴科学研究室
　1984 年　放送技術研究所視覚情報研究部
　1989〜2005 年　玉川大学教授（工学部情報通信工学科）
　　　　　医学博士

基礎情報工学シリーズ 19
視聴覚情報処理　　　　　Ⓒ　福島邦彦・大串健吾・斎藤秀昭　2001

2001 年 10 月 2 日　第 1 版第 1 刷発行	【本書の無断転載を禁ず】
2024 年 3 月 29 日　第 1 版第 8 刷発行	

著　　者　福島邦彦・大串健吾・斎藤秀昭
発 行 者　森北博巳
発 行 所　森北出版株式会社
　　　　　東京都千代田区富士見 1-4-11（〒102-0071）
　　　　　電話 03-3265-8341 ／ FAX 03-3264-8709
　　　　　https://www.morikita.co.jp/
　　　　　日本書籍出版協会・自然科学書協会　会員
　　　　　JCOPY ＜（一社）出版者著作権管理機構　委託出版物＞

落丁・乱丁本はお取替えします　　　　印刷／壮光舎・製本／ブックアート

Printed in Japan ／ ISBN978-4-627-80691-7

MEMO

MEMO